味の素の罪

船瀬俊介
Funase Syunsuke

ヒカルランド

——〝アミノ酸〟ではない。

正体は「神経毒物」である——

まえがき
健康も文化も破壊する〝白いインベーダー〟

味の素批判は絶対タブーだった

――ヒトは、自然な生き方をすれば、一二〇歳まで生きられるだろう――

これは、約二四〇〇年前、古代ギリシャの医聖ヒポクラテスの言葉です。
自然な生き方とは、まず、自然な食べ物をいただく、ということです。
それは、わかりやすくいえば〝不自然〟なものを口にしない生き方です。
〝不自然〟なもの――の典型が味の素なのです。
同社はメディアにとって、日本最大級の巨大スポンサーです。影響力は絶大です。
だから、代表商品〝味の素〟を批判することは絶対タブーでした。
しかし、何を食べるか？　は、わたしたちの健康と生命にかかわることです。
広く考えれば、人類の生命と生存にかかわることです。

それを超えるタブーなどあるはずがありません。そして、あってはいけない。

三三年前『味の素はもういらない』

わたしは一九八七年に、そのタブーに挑みました。

『味の素はもういらない』（三一新書）を執筆したのです。

サブタイトルは「さあ！　美味しい生活へ」。（図1）

帯には、こう書きました。「ノー味の素プリーズ！　知らないうちに世界中の食卓に侵入してきた〝白い粉〟その実態は？」

裏表紙には、三七歳当時の写真が……。

あれから三三年。感慨無量です。

わたしは、この一冊で、〝白いインベーダー〟の正体を徹底して暴きました。

この告発にたいして、味の素社からの反論は皆無でした。

それから、しばらくして同社広報部長A氏

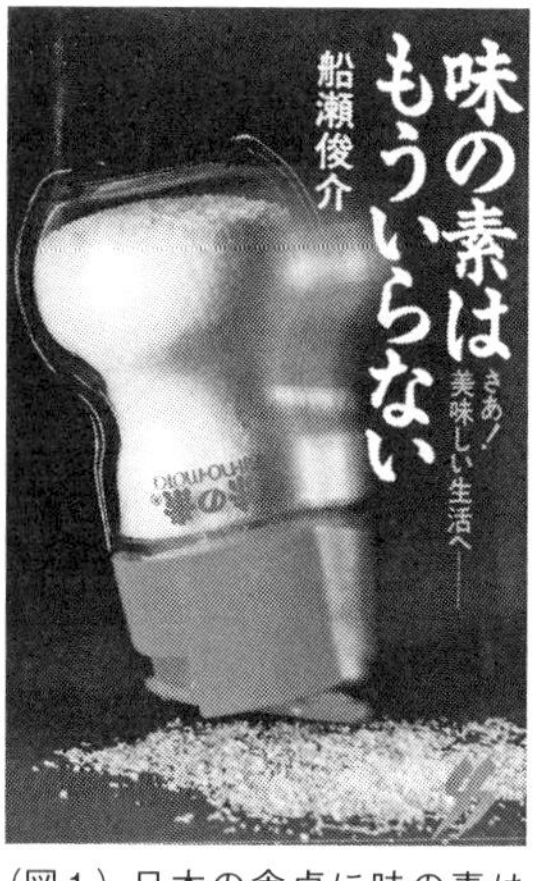

（図1）日本の食卓に味の素はいらない！

が、ある夜、練馬の団地のわが家を突然訪ねてきました。チャイムを鳴らし、近くを通りかかったものですから……と、上がり込んできた。訪問の理由を問い詰めると「先生のご著書に弊社の名前が……」。「ああ『味の素はもういらない』？」。「そうそう……。そのタイトルを変えていただくわけには……？」

わたしは、あきれはてて断った。「タイトルは、著者にとって命です。何を言ってるんですか!?」。広報部長氏は、ほうほうのていで帰っていった。

味の素社は、この本にたいして、何の反論もできなかったのです。

〝アミノ酸〟ではない！　神経毒物です

ノーMSG！　で自然生活へ

わたしは、この〝味の素〟なる化学調味料が地上から消え失せることを念じていました。

ありがたいことに、欧米先進国では、目覚めた人たちが〝NO！ MSG〟をスローガンに、自然食運動を広めています。

しかし、本国、日本では味の素社は、きわめて巧妙、悪質にビジネスを展開しています。

そして——。

人々は、その悪質な表示、CM、キャンペーンに〝洗脳〟されたままです。

味覚破壊の先には健康障害、そして、人生破綻が待ちかまえています。

この本を手にとっていただいたあなたにお願いしたい。

ぜひ、以下の「味の素の罪」に目覚めていただきたいのです。


味の素（MSG）の深き罪二〇カ条——

（1）「アミノ酸等」はサギ表示：
正体はグルタミン酸の金属（ナトリウム）化合物なのです。

（2）「味の素はアミノ酸！」はウソCM：
世界に恥ずかしい白昼堂々の虚偽広告にだまされないで！

（3）グルタミン酸ナトリウム（MSG）とは？：

脳神経学界は「ニューロ・トクシン（神経毒物）」と定義づけてます。

（4）「医薬品添付文書」も警告：

「副作用：しびれ感、頭痛、悪心、おう吐、胸部不快感、顔面のつっぱり感……」

（5）中華料理店症候群：

客がワンタンなど食べてしびれて、バタバタ倒れてこの病名がついた。

（6）子どもの脳破壊：

赤ちゃんマウスに投与すると一〇〇％神経細胞が損傷、破壊された（米オルニー博士）。脳に進入し、視床下部等の組織破壊を確認。脳発育を阻害し、発達障害などを引き起こす。

（7）死亡事故も多発：

中国旅行老人ツアーで化学調味料の過剰接種で急死。タイでは子どもが砂糖とまちがえて死亡した悲劇も。

（8）WHO（世界保健機関）警告：
「乳児（生後一二週未満）に、MSGを与えてはいけない」「成人も一日六g以上摂取してはいけない」

（9）催奇形性：
動物実験で「脱脳症」「無眼症」「唇裂」などの異常が確認されている。

（10）骨格異常：
MSGは実験動物の骨形成を阻害。指の骨がくっつく、関節の先がない、などの異常も確認。

（11）染色体異常：
マウスの細胞にさまざまな染色体の異常が確認されている。生殖細胞への遺伝毒性も指摘されている。

(12)発ガン性：

染色体異常（DNA異常）、変異原性は発ガンに直結する。動物実験では脳腫瘍などが確認されている。

(13)ホルモン異常：

味の素でホルモンが著しく減少したり、体脂肪が急増して異常肥満になったり、不妊症になったりする。

(14)生殖異常：

味の素投与で生殖器が小さくなり、若い実験動物に性能力の低下が確認された。

(15)加熱と発ガン性：

味の素を加熱すると強い発ガン性を生じる。実験動物の肝臓、小腸、大腸等にガンを確認している。

(16)油加熱で強変異原性：

油と味の素を加熱すると強力な変異原性物質が生成。揚物、バーベキューはヤバイ。

⑰腎臓障害：
味の素を投与したニワトリ実験で著しい腎臓障害や痛風発症が確認された。化学調味料をよく使う人ほど痛風、腎臓障害が高まるだろう。

⑱網膜損傷：
マウスの投与実験で深刻な網膜損傷が確認された。味の素（MSG）を注射したマウスは盲目になった。

⑲行動異常：
味の素（MSG）を食べている人ほど「イライラ」「不安」「怒りやすい」「わがまま」など、感情異常、行動異常が確認されている。

⑳ビタミン欠乏症：
味の素（MSG）を与えるとビタミンB_6欠乏症になり皮膚病にかかりやすくなる。

――以上。

あなたは、「初めて知った！」と、ただおどろくばかりでしょう。

テレビ、新聞などでは、これら真実を口にすることは、絶対タブーだったからです。

幸い、いまや、スーパーなどでも、かつおぶし、煮干し、しいたけ、昆布……などなど、自然素材のみを使った多種多様の「天然調味料」が市販されています。

体と心にやさしいナチュラル・ライフをめざしましょう。

そのためには、まず食品表示を見て「アミノ酸等」と表示のあるものを買わないことです。そこには、ほぼ一〇〇％、有害味の素（ＭＳＧ）が使われているからです。

まずは、自然な素材の滋味、うま味を味わってみてください。

そうすれば、化学調味料でごまかした〝アブナイ〟味はすぐにわかるようになります。

自然に近づいたあなたの体が、それを受けつけなくなったからです。

本書を自然な生活への読本として、末永く手元に置いていただければ幸いです。

目次

第2章　子どもが、あぶない！
——ADHD、自閉症から奇形まで……

第3章

発ガン、肥満、不妊症まで……

――想像を絶する毒性の数々に気づいて！

第4章　隠すほど、次々出てくる「有害」報告

第5章 「ノー! MSG」海外の声を聞け

もはや、ナチュラル・フードがあたりまえ

第6章 味覚破壊から健康、文化も破壊する

「食べまちがい」こそ人類、滅びの道……

第7章　アミノ酸でないのに〝アミノ酸〟？
——「アミノ酸等」は、詐欺表示です

第9章　本物、安心、自然な「食」を求めて——人工ではない、やさしい味わいを！

MSGから本物の食品へ！　422

カバーデザイン　重原　隆
校正　麦秋アートセンター
本文仮名書体　文麗仮名（キャップス）

第１章

正体は、脳を破壊する神経毒です！

――〝アミノ酸〟でなく グルタミン酸のナトリウム化合物

オリンピック選手村で出したらアウト！

味の素＝〝アミノ酸〟は虚偽ＣＭ

味の素といえば〝アミノ酸〟と思っている人がほとんどでしょう。

なぜなら味の素社が「味の素は、アミノ酸」と大々的にＣＭしているからです。

屋外広告でも「味の素はアミノ酸」と、堂々とうたっています。（図2、3、4）

だから、味の素イコール〝アミノ酸〟と信じてしまう。それも当然です。

これは、じつに悪質な虚偽ＣＭであり偽キャンペーンです。

大企業だからといって、これほど大々的な不当表示は、許されるものではありません。

味の素は化学的には「グルタミン酸ナトリウム」です。

グルタミン酸は、アミノ酸です。

しかし、味の素は、それがナトリウムという「金属」と「化合」している。

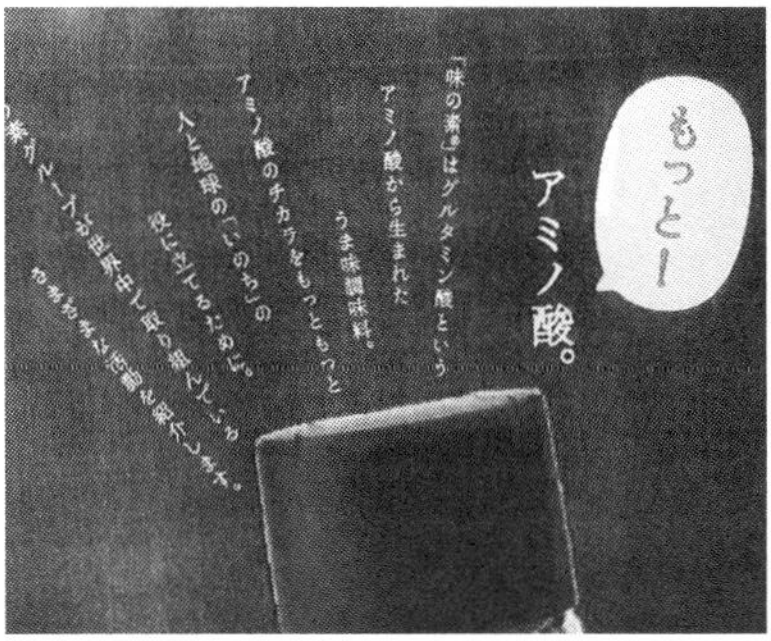

(図３)「アミノ酸のチカラをもっともっと……」

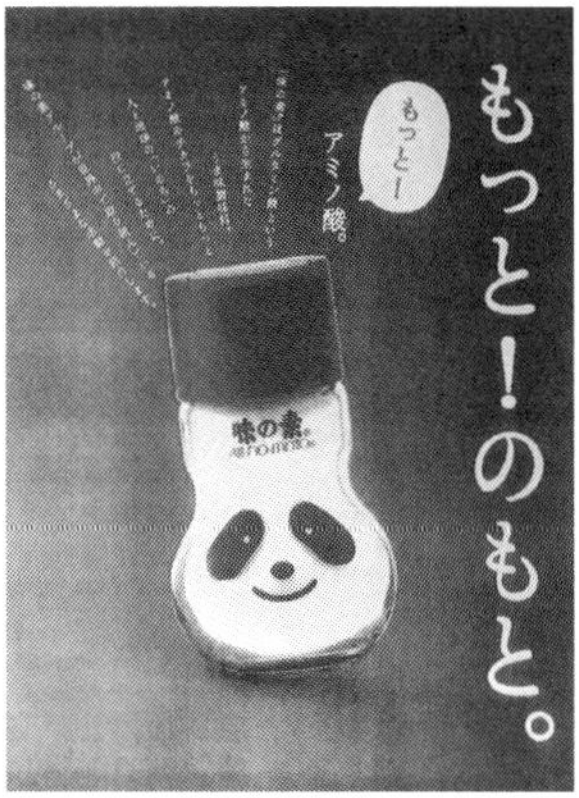

(図２)「もっと！のもと。もっと！アミノ酸」とは……

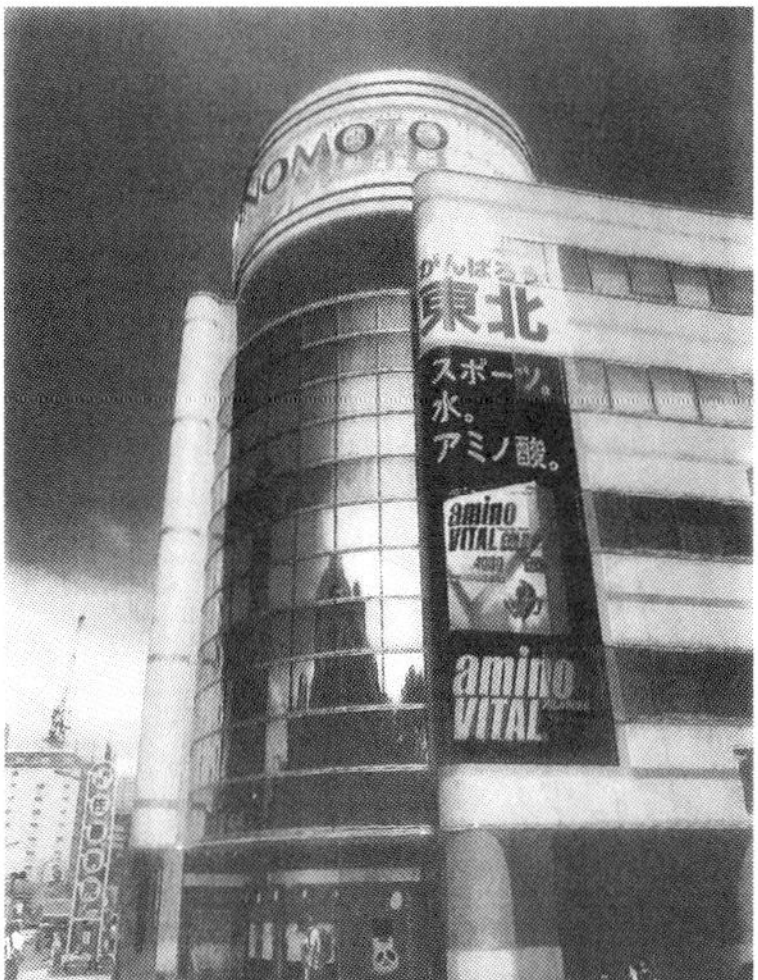

(図４) 屋外広告でも、アミノ酸だらけ（東北支社）

つまり、グルタミン酸の金属化合物。それが、味の素の「正体」です。

■アミノ酸：グルタミン酸
■味の素（MSG）：グルタミン酸＋ナトリウム（金属）

だから、グルタミン酸とグルタミン酸ナトリウムは、まったく異なる物質です。

しかし、味の素社は、グルタミン酸の金属化合物を、〝アミノ酸〟と言い張っている。

これは、子どもにでも、すぐバレる苦しいウソです。

ちなみに、海外では味の素というよりMSGと呼ばれます。

グルタミン酸ナトリウムの英語名を短縮してMSGと略称しているのです。

海外の人々が「味の素社がMSGを、〝アミノ酸〟と言い張って、宣伝CMしている」と知ったら「オー・マイ・ガー！」とびっくり仰天するはずです。

残存MSGが毒性を発揮

味の素社は「味の素を料理に使うとグルタミン酸の味がする。だから、アミノ酸だ」と言い張ります。なるほど、味の素（MSG）をお湯に溶かすとグルタミン酸の味もします。グルタミン酸ナトリウムの一部がお湯の中で、グルタミン酸とナトリウムに遊離したからです。これを、化学の専門用語で「解離」といいます。

このとき、MSGから一部「解離」したグルタミン酸の味を出しているのです。

「解離」とは、次のような現象です。

「――分子などが、分離し、より小さい分子やイオンを生じる過程」（『ウィキペディア百科事典』要約）

水溶液などにグルタミン酸ナトリウムを入れると一部が「解離」してグルタミン酸とナトリウムの二種類のイオンに分かれます。

しかし、グルタミン酸ナトリウム（MSG）の、多くは「解離」せず、そのまま残っています。

内外のMSGを用いた実験で、数多くの毒性を発揮しているのが、その証拠です。

MSGが、溶液ですべてグルタミン酸に「解離」するなら、このような多様な有害性を発揮することもありえません。

溶液中にグルタミン酸金属化合物（MSG）は多量に残存します。

それが、本書で指摘する、さまざまな毒性を発揮するのです。

味の素社は、残存MSGも毒性もまったく認めない。これは、あまりに非科学的です。

化学物質グルタミン酸ナトリウムを、〝アミノ酸〟と言いつのるのは悪質な詐術です。

溶解度　100mℓの水に対し		
	A：グルタミン酸	B：グルタミン酸ナトリウム
20℃	0.72 g	71.7 g
40℃	1.51 g	83.6 g
味	酸味、ほのかなうま味	強いうま味

（図５）グルタミン酸Naは一〇〇倍も水に溶ける

ＭＳＧは一〇〇倍も溶ける！

「……グルタミン酸とグルタミン酸ナトリウムは異質の物質である。なのに学者ですら両者を混同している」（安部司氏）

安部氏は著名な食品評論家（加工食品診断士協会代表理事）です。

その彼が、専門家の立場で、味の素を解析しています。

「……マスコミや大学教授でも混同、同一化している。天然に存在するのはグルタミン酸であり、明治維新の頃、ヨーロッパに小麦グルテンの中に発見された。池田菊苗博士は、昆布のうま味がグルタミン酸であることを発見した。百舌を尽くしても、この両者の違いを理解してもらうには難しいので、市販のＭＳＧを利用したインスタントだしを構成するＭＳＧを、同量のグルタミン酸に置き換えてサンプルを作った」
Ａ：グルタミン酸　Ｂ：グルタミン酸ナトリウム（ＭＳＧ）
その比較実験は、面白い。（図５）
グルタミン酸ナトリウムがグルタミン酸の約一〇〇倍も溶けている！
「＊Ｎａという化学物質に変えることで、一〇〇倍の溶解性を持つ→うま味の強さ」（安部氏）
つまりＭＳＧは、不自然に、いくらでも水溶液に溶ける。
それだけ、毒性も高まるわけです。
「……参考までに、『酸味料』として、ポピュラーなクエン酸と、中和されたクエン酸ナトリウムをテイスティングしてください。〇〇酸と化学反応で中和した〇〇酸Ｎａは、まったく〝別の物質〟です。味に大きな違いがある」（安部氏）

海外では「NO！　MSG」の看板

海外に行くと中華料理店などに「ＮＯ！　ＭＳＧ」という標記をよく見ます。

これは、化学調味料（グルタミン酸ナトリウム）を使用していません――というサイン。

海外では、グルタミン酸ナトリウム（ＭＳＧ）には、神経毒性があることが、広く知られています。それは、中華料理店症候群（チュイニーズレストラン・シンドローム：ＣＲＳ）として、ポピュラーです。中華料理店で食事をした人が、シビレや頭痛におそわれる。胸苦しくなる。こんな発作を起こす人が続出したのです。（52ページ参照）

はじめは、なんともミステリアスな症状でした。

ただ、これら症状に共通するのは、中華料理店で発症するという点。

そこで、中華料理店症候群というユニークな病名が冠せられたわけです。

これは味の素（ＭＳＧ）の神経毒性が、広く知られるようになった社会現象です。

とくに、ＣＲＳ神経症状を訴えたのは白人です。人種的に白人がいちばんＭＳＧに過敏で、ついで黄色人種、それから黒人と感受性には人種的特性があるそうです。

白人のインテリゲンチャが「ＮＯ！　ＭＳＧ」と過敏になるのも根拠があったのです。

オリンピック選手村でＭＳＧ給食⁉

これは、東京オリンピックにも影を落としそうです。

選手村の食事にＭＳＧが、密かに添加されていたら……。

これは、まさに選手村の食事に、神経毒を密かに添加することを意味します。

これは、〝ドーピング〟そのもの。MSGに過敏な白人選手をターゲットにした〝悪意〟を指摘、非難されたら、東京オリンピック・パラリンピック競技大会組織委員会（TOCOG）は、反論できるでしょうか？　しかし、東京オリンピックのスポンサーである味の素社は、「MSG入りの食事を提供する」と、やる気満々です。（344ページ参照）

わたしは、東京オリンピック選手村の食事に、軒並み、神経毒物MSGを添加する動きを、ハラハラしながら見守っています。

東京オリンピックが終わった後、この事実が海外から指摘されたら……。

想像するだけで、背筋が寒くなります。

これは、ロシアのドーピング・スキャンダルにつぐ大問題に発展するでしょう。

まさに、転ばぬ先の杖――。

TOCOGには、選手村の食事は、MSG無添加のレシピで統一していただきたい。

現在、世界のアスリートたちは、オーガニック、自然食志向です。

中華料理店症候群（CRS）で悪名を馳せたMSG添加食品など論外です。

それを、よりによってオリンピック選手村の給食で提供する！

それは、国際常識からもクレージーの一言です。

味の素社とTOCOGの冷静な対応を心より願っています。

MSGは神経毒物、世界の脳生理学界の常識です

食物に神経毒物を添加とは！

「グルタミン酸ナトリウム（MSG）は、神経毒物である」

これは世界の脳生理学界では、常識なのです。MSGといえば「ニューロ・トクシン」（神経興奮毒物）と、迷わず返ってきます。それは、もはや議論の余地はありません。

後述のように、数多くの実験・研究でその毒性は証明されています。

だから、味の素社のように、食品にMSGを添加することは、「食品に〝毒物〟を添加していることと同じ」なのです。

ここまで、読んでも、「味の素が〝毒物〟なんてウソだろ?」と、信じられない人がほ

とんどでしょう。
その具体的な証拠を、これからあげていきましょう。

医薬品添付文書も「副作用」で警告

■「医薬品添付文書」：「副作用：しびれ感、頭痛、悪心、おう吐、胸部不快感、顔面のつっぱり感……」（図6）

「医薬品添付文書」とは、厚労省が薬機法で義務づけた公式文書です。
医薬品の副作用を「警告」「注意」することを目的として作成・添付が、製薬会社などに義務づけられています。

味の素（MSG）が医薬品……!?

意外に思われるかもしれません。じつはグルタミン酸ナトリウムは、医薬品としても用いられています。適応症は「高アンモニア血症」。「肝臓障害」があると血液中にアンモニアがたまります。これが「高アンモニア血症」です。アンモニアが脳などに移行すると、

高アンモニア血症改善剤 399

L-グルタミン酸ナトリウム

monosodium L-glutamate monohydrate (JAN)

製品

アンコーマ *Ancoma* 注4 g（東亜薬品工業―東亜新薬，鳥居薬品）

組成 注：1アンプル（20 m*l*）中4 g。pH：6.5～7.5　浸透圧比：約8

L-グルタミン酸ナトリウムは白色の結晶又は結晶性の粉末で，においはなく，特異な味がある。水又はギ酸に溶けやすく，氷酢酸，エタノール又はエー゠ルにほとんど溶けない。希塩酸に溶ける

適応 高アンモニ 血症

用法 4～8 gを5％ブドウ糖注射液に加え約100 m*l*とし点滴静注（増減）

注意 ❶慎重投与：重篤な腎障害のある患者［排泄抑制による副作用の発現］ ❷副作用 ⓐ精神神経系：しびれ感，顔面のつっぱり感，熱感，頭痛等が現れることがある ⓑ消化器：悪心・嘔吐等が現れることがある ⓒその他：心悸高進，胸部不快感が現れることがある ❸高齢者への投与：一般に高齢者では生理機能が低下しているので，減量するなど注意する ❹適用上の注意 注射速度：ゆっくり静注する ❺室温保存

作用 ❶薬効薬理 ⓐ血中アンモニア値低下作用：Eckろう犬にクエン酸アンモニウム1 mEq/kg経口投与でみられた血中アンモニア値の上昇は，本剤の点滴注入（3.5 g/150 m*l*/時）により抑制 ⓑ覚せい作用：人工的anoxiaネコの皮質脳波は，50～100 mg/kg静注により覚せい波及び速波が出現。ネコの中脳網様体に対する反復電気刺激実験で閾値の低下を来すことにより，中枢に対し覚せい的に作用すると思われる ❷臨床適用 ⓐ比較臨床試験：高アンモニア血症患者の二重盲検試験で，血中アンモニア濃度の低下症例35.8％（24/67）。プラセボ投与群に比較し有意に優れた成績を示した ⓑ副作用：51.7％（62/120）に，悪心・嘔吐，頭痛，しびれ感等 ❸非臨床試験 毒性 LD_{50}（mg/kg）マウス♂：腹腔内＝6000（24時間観察）

（図6）「医薬品添付文書」も神経毒性を警告している

意識障害や運動障害などを引き起こします。

これが肝性脳症で、肝硬変や激症肝炎の重要な合併症として現れます。

そのような患者に、グルタミン酸ナトリウム（ＭＳＧ）を投与するとアンモニア値が抑制されるのです。

ただし、ＭＳＧには次のような副作用（毒性）があることを、「添付文書」は警告しているのです。


「ａ　精神神経系：しびれ感、顔面のつっぱり感、熱感、頭痛など」「ｂ　消化器：悪心、嘔吐など」「ｃ　その他、心悸高進（ドキドキ）、胸部不快感が現れる」


これは、後述の中華料理店症候群の発作症状そのものです。

ＭＳＧの神経毒性が、このような発作として、中華料理店の客をおそったのです。

脳にたいして覚せい作用あり

注目すべきはＭＳＧの「作用」です。

「b　覚せい作用：ネコの皮質脳波は、五〇～一〇〇㎎／体重kg静注により覚せい波および速波が出現」「中枢に対し覚せい的に作用すると思われる」というくだり。

覚せい作用とは「中枢神経興奮作用」のこと。ＭＳＧ投与で猫の脳波に覚せい波や速波が出現した……ということは、脳中枢が〝興奮〟していることを意味します。

この覚せい作用を引き起こす物質が覚せい剤です。

それには広義と狭義があります。前者は、脳に興奮作用を起こす薬剤全般を指し、後者は、中毒性の強い違法薬剤アンフェタミン類を指します。

それは「脳神経系に作用して、一時的に活性化させる。覚せい剤精神病と呼ばれる中毒症状を起こすことがある」「他の定義では精神刺激薬を指す」（ウィキペディア百科事典）

味の素（ＭＳＧ）には、これらと同等の覚せい作用（精神刺激作用）がある、と「医薬品添付文書」は解説しているのです。

これは「ＭＳＧには神経毒性がある」と定義づけているのと同じです。

「しびれる！」「苦しい！」中華料理店症候群

フカヒレスープで胸が苦しい

■中華料理店症候群：味の素の神経毒が被害者を続発させた

一九八一年一二月四日、シンガポールでのハプニング。「障害者インターナショナル」の第一回世界大会のお別れパーティでのこと。会場のハイアット・ホテルの宴会場は豪華な中華料理のフカヒレスープ、春巻きなど、さまざまな料理がところ狭しとばかりに並べられていた。この大会に、通訳として参加していた三箇真美さんを突如、異変がおそった。

「……食欲がなくて、前日もほとんど食べていなかった。宴会では、オードブルのクラゲ、キュウリを少し食べ、好きなフカヒレスープを飲んだら……」

急に心臓が苦しくなった。「持病の心臓病発作かと思っているうちに、手がしびれ、首が痛くなって、手が動かなくなった」。彼女は「心臓病がおかしくなったので休みます」

と言ってロビーまで行って、座ったが、座ると動けなくなり、横になった。

「……両手、それもとくに右手がしびれ、心臓が苦しい。今までの心臓発作よりひどい」

この苦しみは続き、横になって二時間後、ようやく両手が動かせるようになった。

「アジノモト症候群だ！」

被害を受けたのは彼女だけではなかった。

同じ通訳の羽成みえ子さんも、スープを飲んで心臓が異様にドキドキし始めた。

そのすぐそばではシンガポール代表の女性も、椅子で体を折り曲げ苦しんでいる。

オーストラリアからの代表女性も被害を訴える。日本人二名を含めた四人もの女性が中華料理を食べた直後、同じような発作におそわれた。

駆けつけた二名の医師は、診断の結果、断言した。

「……アジノモト症候群です！」

その場に居合わせたシンガポール政府の公衆衛生担当、四名の役人も同じく「MSG（味の素）による急性中毒である」と認めた。

その場に偶然いた医師が「アジノモト・シンドローム！」と叫んだのは、東南アジアでは、いかにこのような中毒事件が頻発しているかをうかがわせます。

この大会に参加していた米人宣教師ベイトンさんから、事件の詳細を聞いた日本消費者連盟（日消連）は、すぐに味の素社に「公開質問状」を送りつけた。

味の素社、輸出量年間一万トン！

その味の素社からの回答は――。

「……会場ホテルを調べた結果、現地産、化学調味料のグルタミン酸ナトリウムを使用していたことが判明。原因は、味の素社の製品ではない。ＭＳＧは、日常の使用法では安全です。味の素の輸出は、アメリカ、東欧中心に年間、約一万トン行っております」

年間一万トンには、ギョッとする。

アジノモト症候群パニックが起きたのは、超一流ハイアット・ホテル。当然、料理は細心の注意を払って提供されたはず。つまり、化学調味料も日常の使用法であった。

なのに、四人の女性が次々に倒れる被害が出た。

日消連は、こう同社を厳しく批判している。

「……グル曹（味の素）で、こんな被害を受けることがあるとすれば、そのような『注意表示』をすべきではないでしょうか」「また、食べ物や栄養不足で苦しんでいる東南アジアで、味の素などグル曹が、コーラ飲料などとともに『ジャンクフード』（クズ食品）として批判のマトになっていることを、味の素・協和醱酵・旭化成など各社は、肝に銘じるべきです」（『消費者リポート』№．４５９）

米政府「空腹時は危険！」と被害を認め警告

わずか小さじ一杯でも発症

――味の素（ＭＳＧ）の神経毒性を、天下に知らしめたのが中華料理店シンドローム。世界各地で続発する被害に、アメリカ政府（厚生省：ＤＨＨＳ）も公式にその存在を認定しています。

米政府は、さらに国民に中華料理店症候群を警告、注意を喚起しています。（図７）

■症状も具体的に「(潜伏期間は)……二、三分～半時間。頭皮、うなじ、顔面、あご、上下肢のしびれ、圧迫感、刺痛(刺されるような痛み)、紅潮(顔など真っ赤)、めまい、視界のかすみ、不安感、頭痛、吐き気……」。

これら症状の持続時間は「二四時間以内。通常は二～七時間つづく」。

■原因も「敏感な人が、空腹のとき、ティースプーン一杯(約六g)のMSGをとると起こることがある。女性のほうが、感受性が高い」。

■対策は「MSGの過剰接種を避ける」「ベビーフードにMSGを使わない」「空腹状態でMSGを摂取しない」。

■アメリカ厚生省も中華料理店症候群を警告

病　　名	中華料理店症候群
原因物質	グルタミン酸1ナトリウム(MSG)
潜伏期間と用途	2、3分～半時間。頭皮、うなじ、顔面、あご、上下肢のしびれ、圧迫感、刺痛、紅潮、目まい，視界のかすみ、不安感、頭痛、吐き気、持続時間は24時間以内、通常2～7時間
原因、疫学	敏感な人が空腹のときにティースプーン1杯のMSGを摂ると起こることがある。女性の方が感受性が高い
対　　策	MSGの過剰使用を避ける、ベビーフードにMSGを使わない、空腹の状態でMSGを摂取しないこと

米国厚生省(DHHS)による中華料理店症候群の説明(一部)　出典：Diseases transmitted by Foods (DHHS, 第8刷, 1979)。(くらしのてびき④『化学調味料』日本消費者連盟刊より)

(図7)しびれ、めまい、頭痛、不安、吐き気……

アメリカ政府も、中華料理店症候群の存在つまりMSGの神経毒性を公式に認めているのです。

四gで大多数に被害が出た

「人体実験」も行われています。（ショーンバーグ実験）

三六人の被験者に、症状が出るまでMSGを経口投与した実験です（図8）。

二g投与で、二人が発症。三gで六人、四gでは最大の一〇人が発症しています。五、六gでは各々五人と減り続け、八g以下では一人の発症です。もっともタフだった一人も一二gで発症しています。

これは白人を対象にした実験と思われ

■わずか4グラムで大多数の人が発病

36人の被験者に病状が出るのに要するMSGの経口投与量

（ショーンバーグ，1969年）

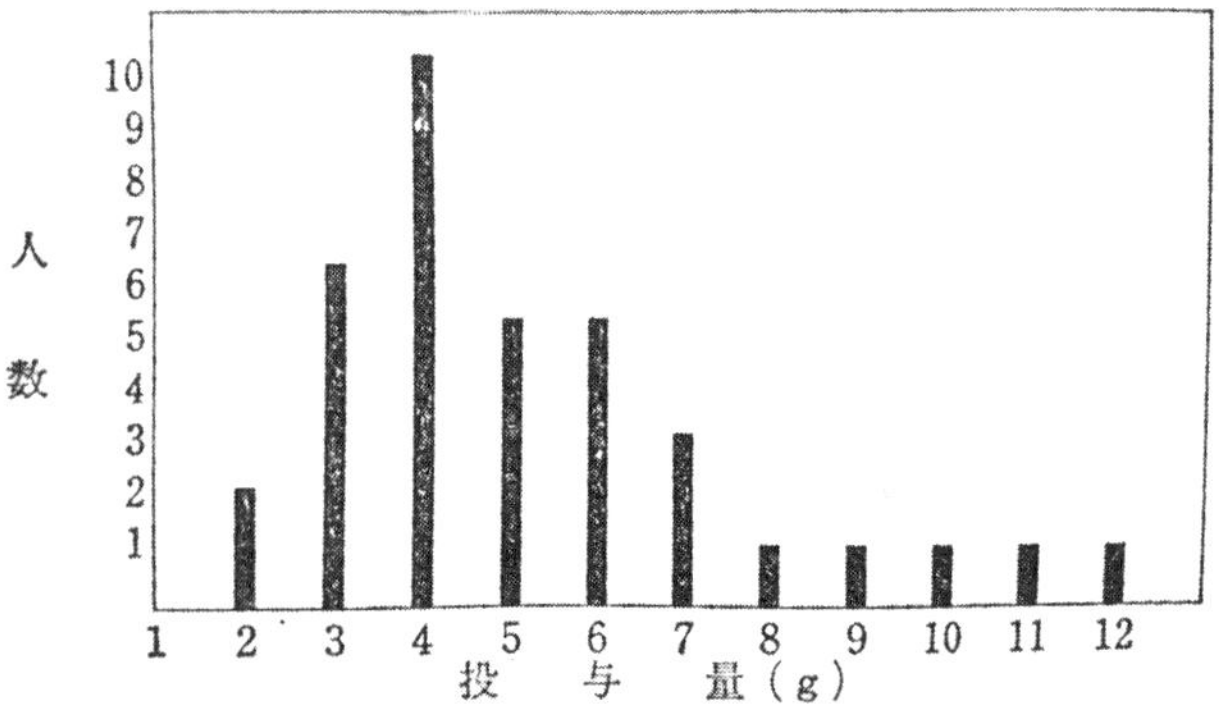

（出典・郡司篤孝著『増補　うそつき食品』（三一書房）

（図8）わずか四gでもっとも多くの人が発症している

ます。

MSG四gは、従来の中華スープにはふつうに入っていた量です。

それで、大多数が神経症状などを発症したのです。

彼らが「NO! MSG」と声を上げたのも当然です。

「子どもの脳を一〇〇%破壊」(オルニー博士)

脳の損傷・破壊を証明した

■オルニー報告:味の素(MSG)による脳の破壊を立証した実験

ワシントン大学医学部(精神医学科)助教授のジョン・W・オルニー博士の研究は決定的です。

「約一五〇g入りのベビーフードに含まれるグルタミン酸ナトリウムの五倍にあたる量を、

生後一〇〜一二日のハツカネズミに管で流し与えた。すると、九例中七例までが、脳、とくに視床下部の細胞が侵される損傷が発見された」

「同じ影響が幼児にも起きるとすると、当座は自覚症状がなくとも、成長してから『肥り過ぎ』『生殖機能の障害』の恐れもある」（オルニー博士）

この実験では、ハツカネズミに与えられたMSGは、体重一kgに対して、〇・五gの割合です。生後一〇〜一二日の幼ネズミは、人間なら生後三か月に相当します。すると「その五二％に、一g投与では一〇〇％に、神経細胞の損傷や破壊が確認された」（同博士）

脳には「血液―脳関門」と呼ばれる保護機能がある。〝関所〟のように有害物質の侵入をはばんでいる。ところが、出生直後は、この〝関所〟が閉じていない。そのため、神経毒物「味の素（MSG）」はフリーパスで未成熟な脳を直撃、破壊する。

オルニー博士は、さらにショッキングな事実も警告しています。

「妊娠中の母親が、グルタミン酸ナトリウムを大量摂取すると、胎盤からそれが胎児の血液に移行し、その脳神経を損傷してしまう恐れがある」

幼児食品は禁止を！（政府高官）

このオルニー報告に、全米が衝撃を受けました。

たんなる食品添加物の化学調味料が「子どもの脳を破壊する！」

まず、反応したのが米国政府です。

大統領栄養問題の担当顧問メイヤー博士は、次の声明を発表し、警鐘を鳴らしたのです。

「グルタミン酸ナトリウムは有害である。よって幼児食品への添加を禁止すべきである」

じつは、MSGの有害警告はオルニー報告が初めてではなかった。

東大医学部の高橋晄正博士によれば、それに先立つ一二年前には、アメリカの研究者ルーカスたちが、やはりMSGの毒性を証明しています。

MSGを生後まもなくの赤ちゃんマウスに飲ませると、眼の網膜に変性が生じたのです。

つまり、グルタミン酸ナトリウムには赤ちゃんを失明させる恐れすらあるのです。

マウスより六〇倍過敏な幼児

他の動物とヒトを比較した実験もあります。（図9）

左から……ヒトの幼児、成人、幼マウス、幼サル、成マウス、成サル……にグルタミン酸塩（MSG等）を、経口投与したとき、投与量への反応（血中濃度）をくらべたものです。下部点線は「毒性の閾値《いきち》」（これ以上で毒性が出現）。

一目でおどろくのは、ヒトは幼児、成人ともマウス、サルにくらべて、きわめてMSG等に感受性が強いことです。たとえば、成マウスに二〇〇〇mg投与しても血中濃度は二〇〇なのに、ヒト幼児はその二〇分の

人間はグルタミン酸塩の影響を受けやすい

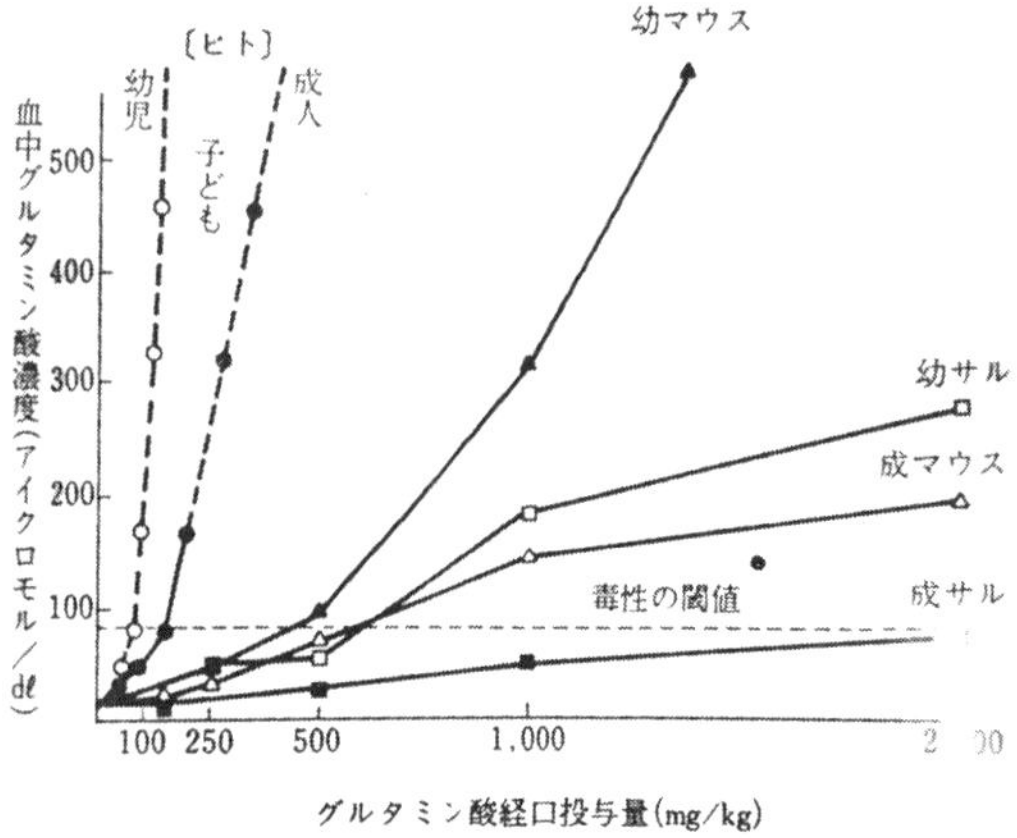

（図9）ヒト幼児はマウスよりMSGに六〇倍過敏！

一投与で、血中濃度は六〇〇以上と三倍……。

これは単純計算で、ヒト幼児のMSG感受性は、成マウスの約六〇倍になります。

つまりヒトの幼児はマウスに症状の出る量の六〇分の一でも悪影響が出現するのです。

これは、マウス実験よりはるか少量でも、ヒトには被害が出ることを示しています。

つまり、オルニー博士の赤ちゃんマウスのMSG投与による脳損傷は、ヒトの赤ちゃんでは、その六〇分の一という微量でも起こる可能性が高いのです。

これは、MSGに関するすべての動物実験にも当てはまります。

酢昆布でシビレ、チャンポンで倒れる

■酢昆布事件：味の素添加で中毒事故が多発した

味の素の急性中毒事故では中華料理店症候群が有名です。

しかし、それ以外でも、中毒が社会的事件として報じられています。

それが、「酢昆布事件」です。

大きく報道されたのは、一九七一年三月ごろからです。

このころ都内各地の保健所に、ミステリアスな訴えが次々によせられてきました。

「味付け昆布を、おやつに食べたら苦しくなった」

そんな、被害が相次いだ。その苦情とは……。

「食べて三〇分以上たつと、顔面圧迫、灼熱感、倦怠感、手足のシビレ」などにおそわれた、という訴えが一一件に達した。

同時期に「中華料理を食べたら気分が悪くなった」と同様症状の訴えも二件あった。

事態を重視した都立衛生研究所は、追跡調査に着手。さらに化学調味料（グルタミン酸ナトリウム）による人体実験も実施。その結果、以下の事実が判明した。
■味付け昆布に、その重さの一三〜四五％もの大量の〝味の素〞が添加されていた。
■女性は男性にくらべ中華料理店症候群の被害を受けやすい。
■酒に弱い人も、強い人にくらべて、かかりやすい。
（西垣進氏ら『都衛研研究年報』一九七一〜七二）

昆布の重さの半分近くも〝味の素〞を添加していた商品もあったとはおどろきです。

これなら、味の素を食べているのと同じ。神経毒性が現れて当然です。

ただ業者を責めるのは酷でしょう。

彼らは化学調味料にそんな毒性があることなど、まったく知らされていないからです。

その後も、各地の食品中毒被害統計にも、グルタミン酸ナトリウムの急性中毒事例が報告されています。

たとえば、一九七九年二月一四日、沖縄県那覇市で、焼き飯、スープを食べた一九人の客全員が中華料理店症候群で倒れた事件。さらに、同年三月二三日には、佐賀県でも、チャンポンを食べた客八人のうち五人が中毒症状におちいっています。

ついで、一九八〇年七月三〇日には、横浜市内で焼きソバを食べた三人が三人とも、シビレなどの発作におそわれています。

今も潜在被害が多発しているのは、まちがいないでしょう。

野犬も泡を吹いてぶっ倒れる

■野犬捕獲法：野良犬を捕まえるのに、味の素を使う！

つい先日、わが名栗山荘で、遅い新年会を開いた。あちこち声かけあったのか、「船瀬塾」の諸兄、諸姉らふくめ二〇名くらいが賑やかに集まった。

そこの一人がこう言った。

「フィリピンでは、野犬を捕まえるのに味の素を使うんですよ。エサに振りかけておくと、泡吹いて、ぶっ倒れるそうですよ」

味の素野犬捕獲法のことを久しぶりに聞いた。今も行われているのか？

じつは、私も『味の素はもういらない』（前出）で、そのことにふれている。

「乳児用粉ミルクを考える会」の代表、丸尾俊介さんのところにフィリピン滞在中の友人から送られてきた手紙の一部です。

「……私の住んでいるところは山奥の、いわゆる『少数民族』の村です。すでに、一部の日本人の人には、知られているかもしれませんが、この村でも知られている事実をお伝えします。ここの青年たちが、友だちと語り合って、放し飼い〈それがこの国と土地の普通の飼い方です〉になっている犬をつかまえて食べることを相談すると、魚のカンヅメに少しの味の素をまぜて犬に食わせます。すると数十分で犬が昏睡し、失神して倒れるのを解体して、焼くなり煮るなりして、食べるそうです。『味の素』は少なくとも犬を失神麻痺させる毒性をもっていることが、ここの人々の間で知られているのです。でも、各々の家で、豆や肉を煮るとき、塩の他に味の素〈ビーチンとここでは呼んでいます〉を入れる習慣は、なかなかなくなりませんが……」

情景が目に浮かぶような、じつに生々しい現地リポートです。

この味の素野犬捕獲法は、この少数民族に限ったことではないようです。

「……丸尾さんは、その後、一九八三年三月にも、フィリピンで同じ話をきいたそうです。私も、インドネシアでも同じような方法を用いているという話を聞きました。アジアの、これらの人々は、『味の素』に犬を昏倒させるほどの〝毒性〟があることをよく知っているということでしょう」（『味の素はもういらない』前出）

ホステスを強盗罪で逮捕

■暴力バー：味の素を混入し悪酔いさせ身ぐるみはぐ

味の素でぶっ倒れるのは、野犬だけではない。

飲み屋の客も油断がならない。いわゆる暴力バーでは、ドリンクに〝味の素〟を密かに混入し、客を悪酔いさせ意識不明にして、ボったくる手口が横行している。

かれらは、化学調味料に、客を昏睡させるほどの〝神経毒性〟があることを、ちゃんと知っているのである。

実際に、ホステスらが逮捕され新聞ざたになった事件も起っている。（図10）

「ホステスに強盗罪――悪酔いさせ法外請求、払わぬ客、身ぐるみはぐ」（『毎日新聞』夕刊、1972／12／14）

ここで、「強盗罪」で逮捕に注目。これは、化学調味料を酒に混入して、その神経毒性により、心身麻痺させた行為が、「強盗罪」に相当すると警察が判断したからです。

以下──。事件の全容です。

「……警視庁保安一課と東京・杉並区は、ベトナム人らを強引に店に連れ込んで飲ませて法外な料金を請求、払わないと所持品を奪い取っていた暴力キャッチバーを摘発。十四日までに、女経営者、ホステスら六名を強盗、風俗営業法違反の疑いで逮捕した。客引きに強盗罪を適用したのは、珍しい」（同紙）

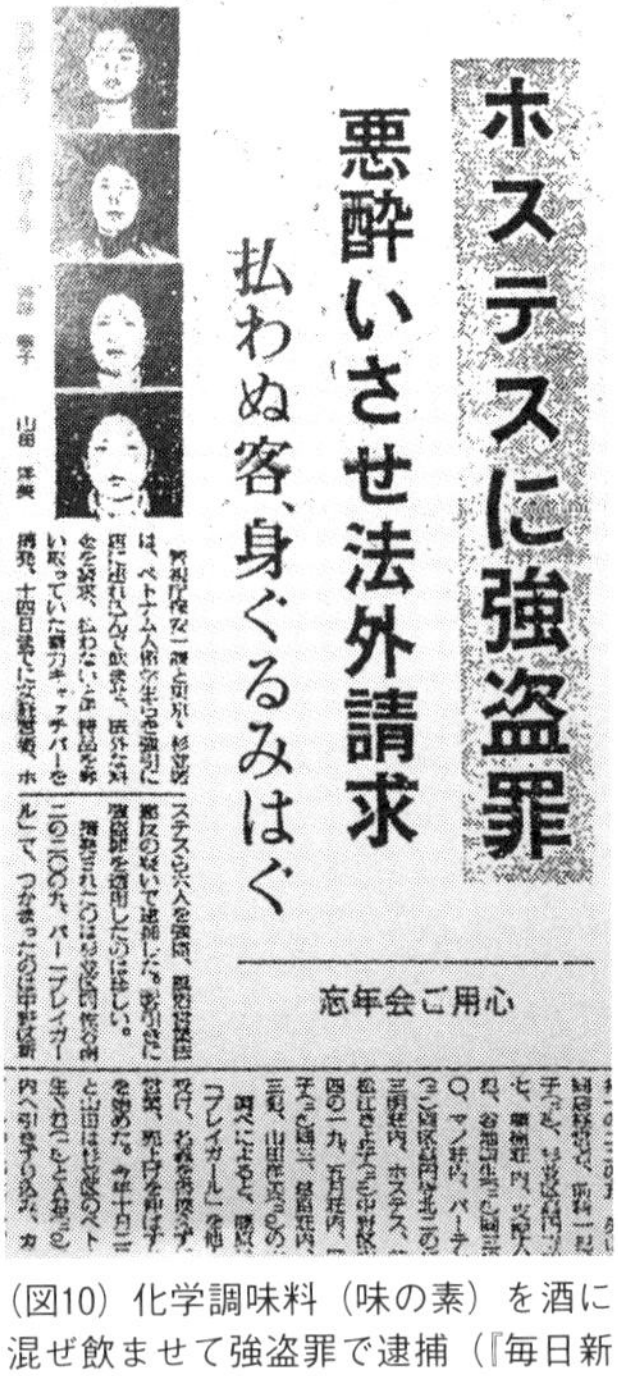
ホステスに強盗罪
悪酔いさせ法外請求
払わぬ客、身ぐるみはぐ
忘年会ご用心

（図10）化学調味料（味の素）を酒に混ぜ飲ませて強盗罪で逮捕（『毎日新聞』夕刊、1972年12月14日）

ビールに味の素で意識不明に

事件を詳報する『毎日新聞』は「忘年会ご用心」と、年末の飲兵衛たちに呼びかけている。

「……摘発されたのは杉並区阿佐谷南二の二〇の九、バー『プレイガール』で、つかまったのは同店経営者、前科一犯、藤原ツネ子（二五）、支配人、前科二犯、谷地潤生（二六）、バーテン、大島勲（二一）、ホステス、前科一犯、松江きよ子（二二）、斉藤憲子（二六）、前科三犯、山田洋美（二〇）。六人は、同じ手口でわかっただけで十数人の客から、普通の飲食料金の倍近く水増し請求し、ビールに化学調味料を多量にまぜて悪酔いさせたうえ、ホステスらがビールを飲んだことにして、月に二七〇万円以上の荒稼ぎをしていた。客が支払いを渋ると、谷地、大島らが手足を押さえつけるなど乱暴し、時計、定期券、身分証明書などの所持品を手当たり次第に奪い取っていた」（要約）

今も行われていると考えてまちがいない。狙った女性を悪酔いさせ意識不明にする手口でも使われる。当然、それは刑事的には傷害罪が適用される犯罪行為である。

なお、昔の酒は、翌日も悪酔いして頭がギンギン痛くなった。それは、日本酒に一〜二gもの〝味の素（化学調味料）〟が添加されていたからである。

二歳児が砂糖とまちがえ死亡

■死者も続発：中国ツアーで死亡、砂糖とまちがえ幼児も急死

味の素の神経毒で意識不明になるなら、当然、死亡事故も起こりうる。

悲劇は、すでに続発しています。

「『……バンコクのある家族に事故があった。MSGを砂糖とまちがえたために、二歳の男の子が死んだのである』（タイ、ピチャイ博士）

……『味の素』による〝中華料理ゼンソク〟により死亡する例すらある。

中国団体旅行中のアメリカの老人ツアーのうち一四名が死亡した。うち一人は化学調味料の過剰摂取による拒絶反応による、と断定された」（AP外電、一九八〇／一〇／三一）

味の素社は、マスコミの超巨大スポンサー。だから、不利な情報はすべて抹殺、隠蔽されます。これらの悲劇も、おそらく氷山の一角なのでしょう。

味の素、てんかん、交通事故！

■てんかん発作誘発：ラーメン食べて発症、車ではねて死亡事故

二〇一五年八月一六日夜、東京・池袋駅前の歩道で通行人五人が暴走者にはねられ死傷する悲劇が発生。運転していた医師、金子庄一郎容疑者は、てんかんの持病があった。

メディア報道で、事故はてんかん発作によるとされています。

しかし、引き金になったのは化学調味料と指摘するのは食品ジャーナリスト郡司和夫氏。

「……てんかんの人に注意してほしいことがあります。てんかんの薬を服用している時は、化学調味料（グルタミン酸ナトリウムなど）の摂取を、極力やめるべきです。報道によると、池袋の暴走事故を起こした金子容疑者は、『駅の近くでラーメンを食べて車に乗った。歩道に突っ込んだ記憶はない。疲れて居眠りをしていたので覚えていないのかもしれない』と供述しています。

池袋は、全国でも有数のラーメン激戦地です。そのラーメンには大量の化学調味料が含まれている可能性があります。化学調味料たっぷり使って濃厚なスープをつくらないと激戦地で生き残れないからです。金子容疑者は、そういったラーメンを食べた可能性があるわけです。てんかん患者であり、医師でもある人物が、てんかんの薬と化学調味料の相互作用を知らなかったのでしょうか。

化学調味料と、てんかん薬の主な成分であるアレビアチンをいっしょに摂取すると、どんなことが起きるのでしょうか。『飲食物・嗜好品と医薬品の相互作用』（薬事時報社）では、『……急激な吸収により中毒を発現し、全身倦怠や心悸高進を引き起こす』として記載しています。アレビアチンは、てんかんのけいれん発作や自律神経発作、精神運動発作を抑える成分です。化学調味料をたっぷり使っているラーメン店や中華料理店は、『抗てんかん薬を服用している人は注意してください』といった表示を出すべきではないでしょ

うか」（『ｇｏｏニュース』、２０１５／９／３）

他剤との相乗毒性も怖い

味の素（グルタミン酸ナトリウム）自体が、覚せい作用のある神経毒物なのです。

向精神薬である「てんかん薬」といっしょになれば、予想を超える相乗毒性を発揮して当然です。

抗うつ剤や認知症薬などでも、同様の相乗毒性が発生するはずです。

風邪薬や頭痛薬、鎮痛剤などにも同じ不安があります。

――以上、味の素（ＭＳＧ）の有害性は、すべて、その神経毒性つまり脳損傷（ダメージ）から発生するものです。

それは脳の損傷、破壊にとどまりません。

これら被害は、さらなる二次的な症状を引き起こすのです。

甲状腺や副腎などの重量低下、ホルモンの著しい低下、不妊などの生殖異常などを発症する。それだけではない。さらに、ビタミン欠乏症、骨格異常（指がくっつく等）、染色体異常、催奇形性（脱脳症・唇裂・無眼症など）などを警告する論文もある。

さらに腎臓障害からは痛風が引き起こされる。網膜損傷の報告もある。

そして、忘れてはならないのが、ＭＳＧ加熱による強烈な発ガン物質の生成だ。

油で加熱しても強力な突然変異原性物質に変性する。

これらは、味の素の加熱調理が、さらに危険であることを示している。

味の素は、こうして明らかに味覚を破壊し、さらに脳機能を破壊するだけでなく、健康全体をもむしばんでいくのです。

第2章

子どもが、あぶない！
——ADHD、自閉症から奇形まで……

発達障害：味の素は、ひきこもりなどの原因に？

将来の発達障害を引き起こす

「……子どもたちが、あぶない！」

海外の研究者たちは、MSGの乳幼児への害に警鐘を乱打し続けてきた。

「……乳幼児期に『味の素』を食べると、その害は成人した後でないと、現れない」（一九七七年、米ノース・イリノイ大学）

「……少量の『味の素』をヒヨコに与えて育てると、知覚能力の発達が遅れる」（オーストラリア、モナシュ大学、薬理学教室）

ＭＳＧの害は「成人してからでないと現れない」「少量でも知覚能力の発達が遅れる」。

これらの研究結果は、乳幼児期に化学調味料の入った食事を与えていると、知的能力の発達が遅れる……つまり、発達障害を引き起こすことを警告しているのです。

それは、当然です。オルニー博士ら多くの研究者たちは、乳幼児期にＭＳＧを投与すると「脳の発達が阻害される」と結論づけています。

これは、確実に脳機能障害を引き起こします。それが、具体的にはさまざまな発達障害として成長につれ現れるのです。それらの症状は多種多様です。

それを、一言でいうなら〝適応障害〟つまり、社会や周囲になじめない。

その警告は、今や現実のものになっています。

……自閉症、ひきこもり、衝動暴力、うつ病、不適応症候群、そして自殺――。

最近の日本人は、あまりにも変です。

ＡＤＨＤ、自閉症などが激増

子どもたちは、さらに変です。

発達障害やＡＤＨＤ（注意欠陥・多動性障害）と診断される子どもが激増、しています。

この奇妙な病気は「多動性（過活動）や衝動性、または不注意を症状の特徴とする神経発達症もしくは行動障害である」（ウィキペディア百科事典）

「……子どもたちは幼児期には、活発であることが当然であり、様々な経験から成長とともに次第に自分をコントロールできるようになっていきますが、年齢不相応に自分をコントロールできずに、落ち着きがなかったり、物事に集中できる時間が短い、忘れ物が多い、衝動的な行動をとる、などの問題が認められることがあります。このような中にＡＤＨＤの子どもが存在します」（宮島祐医師ブログ『小児神経Ｑ＆Ａ』）

その他、学習障害、自閉症、情緒障害、難聴、言語障害……など、その爆発的な増加には背筋が寒くなります。（図11）

平成五年（一九九三年）から、わずか二〇年間で、発達障害の総数は六・四倍に激増しています。

注目すべきは、なかでも重症のＡＤＨＤが平成一八年（二〇〇六年）に出現するや、八年で六・三倍に爆発増していることです。ちなみに自閉症、アスペルガーなどはＡＳＤに分類されます。

その数の多さにも絶句します。

「……ＡＳＤは一〇〇〇人に五人程度。ＡＤＨＤは児童期には全体の五～一〇％。六〇～八〇％程度が成人期のＡＤＨＤに移行するという報告がある」

「なんらかの発達障害の可能性のある生徒は、三〇人学級に約二名いる計算」「平成一八年から八年で、自閉症三・一倍、ＡＤＨＤ六・三倍と大場に増加している」（『幻冬舎ＧＯＬＤ ＯＮＬＩＮＥ』）

通級による指導を受けている児童生徒数の推移

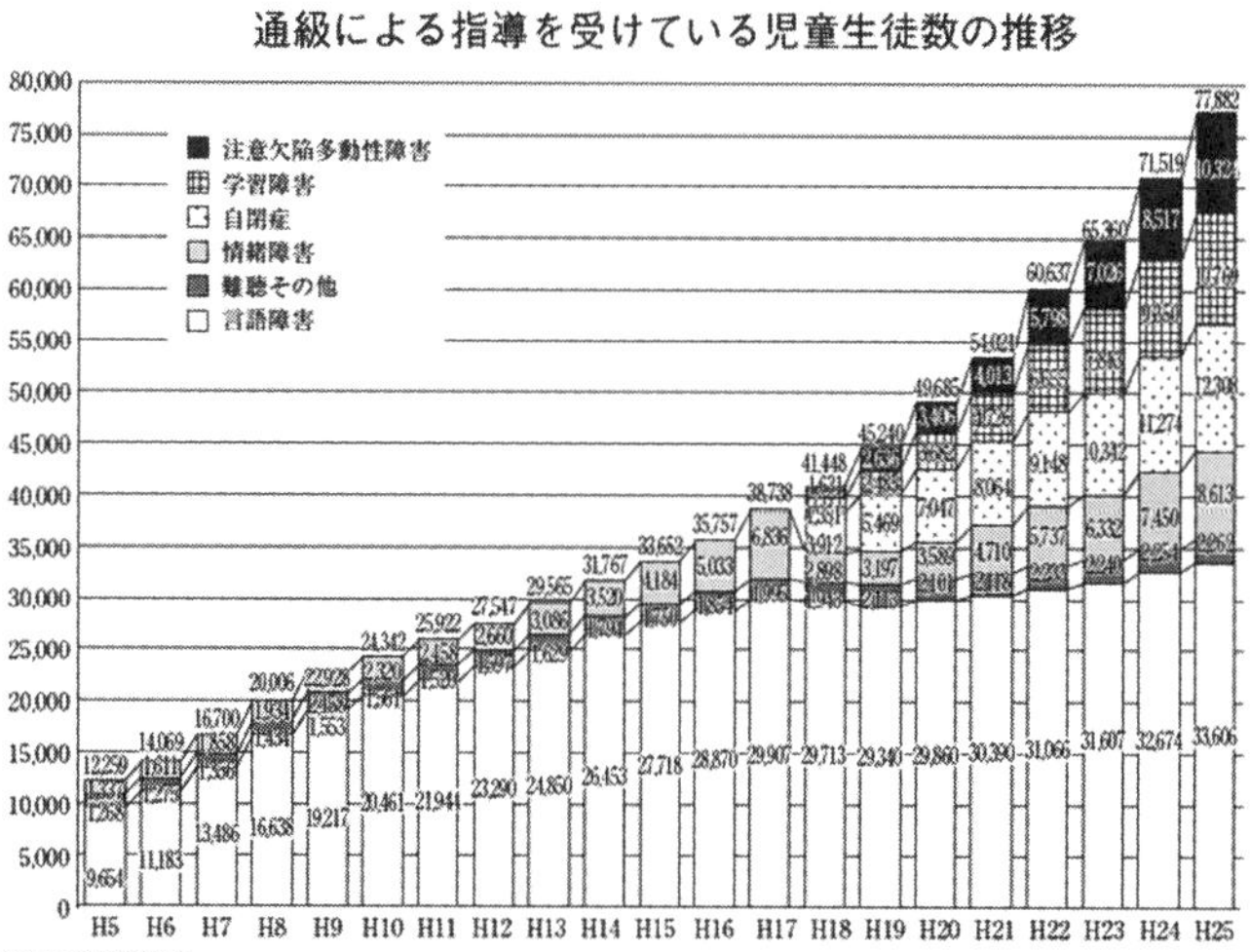

※各年度5月1日現在
※「難聴その他」は難聴、弱視、肢体不自由及び病弱・身体虚弱の合計
※「注意欠陥多動性障害」及び「学習障害」は、平成18年度から新たに通級指導の対象として学校教育法施行規則に規定
（併せて「自閉症」も平成18年度から対象として明示：平成17年度以前は主に「情緒障害」の通級指導教室にて対応）
文部科学省：平成25年度「通級による指導実施状況調査」（平成25年5月1日調査）

（図11）ADHD 六・三倍、自閉症三・一倍、発達障害が爆発増……

なお、最大の社会問題になってるのが〝ひきこもり〟です。

「四〇～六四歳の中高年〝引きこもり〟が六一万人いる」(内閣府調査)

さらに、「一五～三九歳の〝引きこもり〟が五四万人」という。

合わせて一一五万人強が〝ひきこもり〟というから、天を仰ぎます。

むろん、これらがすべてMSG神経障害が原因というわけではありません。

農薬、薬品、放射線……など、他の脳汚染なども要因でしょう。

しかし、MSGが大きな引き金であるこはまちがいないと思えます。

冒頭のノース・イリノイ大やモナショ大の警告をもう一度見てください。

乳幼児の脳機能を損傷するMSGを、日本人は一日あたり平均二・五gも摂取しているのです。脳機能障害から発達障害を発症するのも当然です。

「アミノ酸等」の表示に隠れたMSGは、日本人の心身を狂わせているのはまちがいないはずです。

国連は三か月未満乳児には〝禁止〟勧告

一日六g以上は危険（WHO）

■WHO（世界保健機関）勧告：

オルニー博士ら世界中の研究者たちのMSG有害リポートに国連も反応しました。

WHO（世界保健機関）は、次のように決断したのです。

「……大人および生後一二週間（三か月）以上になる子どもで、体重一kgにつき一日一二〇mg以上を摂取すべきではない」

これは、体重で摂取量を定めたものです。体重一〇kgの子どもならMSGの上限は一・二gになります。五〇kgなら上限は六g。これは、ちょうどティースプーン約一杯に相当します。よって、WHOはわかりやすい目安として「体重五〇kgなら、一日スプーン約一杯以下に化学調味料摂取を抑える」よう勧告したのです。

つまり、「それ以上の摂取は、なんらかの害が発症する」という意味です。

ここで「生後一二週間（三か月）以上」に着目。つまり、「生後三か月未満の乳児には、ＭＳＧ禁止」なのです。

国連食糧農業機関（ＦＡＯ）も、同様の警告を発表しています。

「……生後一二週間（三か月）未満の乳児には、ＭＳＧを与えてはならない」

ベビーフード業界は〝自粛〟

これら、国連機関の具体的な警告を受けて、各国業界も迅速に対応しました。

国連が実質、三か月未満乳児へのＭＳＧ摂取禁止を決定したのです。

即座に対応したのがベビーフード業界です。

アメリカ、イギリス、オーストラリア、カナダおよび日本のベビーフード製造各社は、悪影響を恐れて、自発的に化学調味料の添加を中止した。

しかし、生後三か月以上の子どもや大人にとっても、ＭＳＧが安全なわけでありません。ＷＨＯなど「体重一㎏につき一日一二〇㎎以上」という国連勧告値も、あくまでも被害の平均値から割り出した数値にすぎません。個人差は、考慮されていないのです。

そして、米、英、豪、日のベビーフード業界の対応も、〝自粛〟にすぎません。

さらに、これも悪質なポーズだけの可能性があります。

なぜなら、石川県の消費者センターが各種市販ベビーフードを分析した結果、味付けに添加したとみられるグルタミン酸ナトリウムが、平均〇・一%検出されたのです。他の国々でも、〝添加中止〟は、世論の批判をかわす〝自粛〟発表だったかもしれません。企業は、それほど平気でウソをつくのです。

東南アジアは、あきれるほど使い放題

東南アジアは安全基準突破

国連裁定も、実質は〝勧告〟です。拘束力も罰則規定もありません。

だから、企業は従う義務はないのです。

さらに、問題は発展途上国です。

味の素社は、これらの国々に大量の〝アジノモト〟を輸出しています。たとえば、東南アジアなどで、実際に使われている化学調味料の量は、WHOの勧告規制値より、はるかに超えているのです。

タイ国内で出版された書籍『化学調味料は安全か？』（1984／11）は、警鐘を鳴らしています。

「……わが国では、外で食事をする機会が増えている。そして、料理店の大半は、料理のとき多量の化学調味料を使うのが常である。こうして、外食をする人は、WHO（世界保健機関）が定めた量を越える化学調味料を摂取することになる」

東南アジアの国々に行った人から聞いた話です。

外食屋台のテーブルに塩の他、白い粉がビンに入っていた。

現地の人に聞いてみると、〝アジノモト〟であった。それを、出てきた料理にふりかける。さらに、調理場にも白い粉が入った器が三つ並んでいる。

一つは塩、もう一つは砂糖。そして、三つ目は〝化学調味料〟……。

それらを、コックは、おたまですくって中華ナベに投げ込み料理する。

国連が定めた大人向け〝安全基準〟六ｇなど、軽く超えてしまう。

体重一〇kgの子どもなら、わずか一日一・二g……を、完全に一食で突破してしまう。

やはり、ここでも「子どもが、あぶない！」

日本人は一日二・五gとっていた

私は『味の素はもういらない』（前出）執筆当時、日本人の一日当たりのグルタミン酸ナトリウム摂取量を調べて、あぜんとしました。

平均二・五g……。これは、国内の年間生産量を人口で割った数値です。

すると、一人当たり約九〇〇gもの〃味の素〃を「食べている」計算になります。

「うちは、味の素なんか買っていないし、使ってもいない」と、反論する方がほとんどでしょう。しかし、これらグルタミン酸ナトリウムのほとんどが、加工食品や外食を通じて、あなたや家族の口に入ってきているのです。

この二・五gにたいして、米国はわずか〇・二四グラム。ほぼ一〇分の一です。

さすが、味の素の母国日本は、化学調味料〃大国〃だったのです。

さらに、二・五gは、あくまで平均値。加工食品や外食好きの人は、確実にWHO勧告六g以上とっていることは、まちがいない。

それは、現在でも変わらないはずです。

市販食品の「原材料表示」を見てください。ほぼ、必ず「アミノ酸等」とあります。

これが、〝味の素〟添加の証拠なのです。

さらに、外食では、表示義務はいっさいない。

知らないうちに、この白いインベーダーは、食事を通じて、あなたの体の中にまで〝侵入〟している……。

子どもが、あぶない！　乳幼児には与えるな

タイ教科書「有害で不要」

「……タイの小学校の教科書に、『アジノモトは、体に有害だから、食べすぎてはいけない』と書いています」

タイ大使館の参事官チョートさんは、私の取材にこう答えた。

そして、こうゆったりとほほ笑んだのです。

「……また、『自然な食べ物には、化学調味料とか着色料なんかは必要ない』とも、書いていますね」

もう、それから三〇年以上がたっています。

なのに、味の素社は、これらの国々に年間一万トン以上もの化学調味料（ＭＳＧ）を輸出しています。これらの国で「有害で」「栄養はなく」「まったく不要」と教科書で批判されているにもかかわらず……。恥を知るべきです。

それは、これらの国々の人々の健康と食文化を、破壊するだけです。

飢餓の家々にもアジノモト

私は、当時、取材で知り合ったタイ人女性、ベンさんを思い出します。

彼女は、タイ消費者ボランティア・グループのメンバーでした。

出会ったときの笑顔が、味の素の話題になると曇りました。

「……タイでは、五三％のひとびとが栄養失調で飢えています。なのに、味の素は、いかにも栄養があるかのような大量の宣伝で、化学調味料を売り続けています」

その惨状には、言葉をなくします。

「……あまりの貧しさに、日々のおかずを買うお金さえこと欠くのです。それどころか、子どもたちは、飢えに耐えかねて、赤土を食べているのです。そんな極貧の村の一戸一戸にまで〝アジノモト〟は侵略している。私たちタイ人の暮らしには、〝味の素〟は、まったく必要のないものです」

私は、純朴で澄んだ瞳で訴える彼女の前で、言葉をなくした。

ただ、感じたのは、日本人としての恥ずかしさである。

国連マークも盗用しアジア人を〝洗脳〟

その海外進出は〝恥の素〟

当時ですら、東南アジアを日本人観光客が歩くと、村の辻でバラバラと走って出てきた子どもたちが、口々に叫んだそうです。

「アジノモト！　アジノモト！」

なんと、日本人の別称が〝アジノモト〟になっている。

それだけ、東南アジアへの同社の〝お椀のマーク〟の侵略ぶりは、すさまじい。

それは、ベンさんの悲しそうな顔と重なります。

味の素の海外進出は、〝恥の素〟――と揶揄《やゆ》するしかない。

当時、私は、こうつづっている。

「……アジア各国への味の素の販売攻勢は、凄まじく、ＣＭでも『ぼくはアジノモトで、君より大きくなるんだ！』と、いかにも栄養たっぷりであるかのような宣伝（じっさいは栄養価ゼロ！）、国連の機関（ＦＡＯ）のマークを盗用して、国連が推奨しているかのような広告……と常軌を逸している。この、日本の食文化を代表する……と〝自称〟するアジノモト社の行っていることは、どこかが狂ってるのでは？　と思わざるをえません。国内でもそうです。ありとあらゆる食べ物に、この〝白い粉〟が、密かに潜みこんでいるのです。ハム、ソーセージ、ラーメン、お菓子、カレー、漬物、味噌、しょう油からお茶、ドリンク剤、清涼飲料水……ｅｔｃ．」

一歳未満は禁止にせよ

身のまわりの毒物の影響が、まず心配なのは胎児、そして乳幼児です。

体がきわめて小さく、免疫力、抵抗力が弱い。

化学調味料ＭＳＧの毒性にたいしても、影響がもろに出ます。

国連の安全基準は甘すぎる。当時から批判の声が上がっています。

「……国連が規制するのなら『一二か月（一年）未満』とすべきでした。『一二週（三か月）』という限定は（甘すぎる）、変更すべきです。しかし、それ以上の年齢の人間には

〝安全〟だというのではありません。まあ、多少危険性は減るでしょうが……。私が少なからず心配しているのは、健康体であればともかく、医者から塩分摂取を禁じられている人々には、やはり危険だということです」（ピチャイ博士、前出）

海外の警告、心臓、脳にガン！　偏頭痛も

動物実験で心臓と脳にガン

海外の厳しい批判の声に耳を傾けるべきです。

「……調味料であるグルタミン酸ナトリウム（ＭＳＧ）には、まったく栄養分が含まれていない。身体にはプラスにはならない。それはビタミン類も含有しておらず、たんに料理の味と香りに影響を与えるにすぎない。だが、幼児がこれを摂取したばあい、心臓、脳に危険がある。だから、グルタミン酸塩添加物を避ける必要がある」

「ネズミを使った実験では、心臓と脳にガンが見られた。このネズミにグルタミン酸塩を与え続けたところ、ネズミは死んでしまった」（一九八五年四月一七日、タイ、消費者連合ティニイ・ハグド氏の発表）

「……実験で、犬に体重一kg当たり約一〇～一五gのMSGを一日投与すると嘔吐した」
「七～一一歳の子どもたちを調べたら、約五〇人の腸、腎臓、食道の異常が見られた」
（同タワットカナボディ博士　カセサート大学理学部動物科）

「……事実上、MSGは、とくに乳児と妊婦にとって、潜在的な食品汚染物質とみなすことができる。より年長の子どもたちの場合でさえ、MSGの毒性が死をもたらすほど深刻になることもありうる。過剰摂取しないように忠告すべきである」（ピチャイ博士）

米医学図書館「偏頭痛を起こす」

味の素社はその資本力、政治力を使って国内での〝有害論〟を徹底的につぶしてきた。
「……テレビでは、化学調味料の毒性に関する報告をとりあげることはタブーだし、大手メディアなどで書こうものなら、広告部を通して猛烈な圧力が編集サイドにかかってくるのは常識。どこの社の編集部も『化学調味料のことは触れないで』と言ってくる。これでは、多くの人が知らずにいるのも無理はない」

こう嘆くのは、郡司和夫氏（前出）。

その勇気あるジャーナリストが「化学調味料が偏頭痛・緑内障を引き起こす」と告発している。

「……二〇〇六年、グルタミン酸ナトリウム（およびMSGを含む食品）は米国立医学図書館サイトで、『偏頭痛を起こす物質』に指摘されている。原因不明の偏頭痛に悩まされている若い人は、食品を購入するときは、その原材料表示に気をつけたほうがいいかもしれない」（同氏）

緑内障：MSGを多くとると失明する！

緑内障四〇〇万人、最大失明原因に

さらに郡司氏は、MSGが「緑内障を引き起こす」と警告している。

「……二〇〇二年、弘前大学医学部の研究グループが、『高濃度のMSGが緑内障の原因になる可能性がある』と動物実験（ラット）の報告を発表した。弘前大学医学部は緑内障の研究で知られているが、緑内障の患者に硝子体（水晶体の後ろにある眼球を満たしているゼリー状の物質）中のグルタミン酸レベルが上昇したことを発見したのが、この動物実験のきっかけであった。半年かけて行われた動物実験の結果、研究グループは、『多量にグルタミン酸ナトリウムを含む食事を食べると、硝子体中のグルタミン酸濃度が高まり、網膜細胞が破壊されるかもしれない』『グルタミン酸ナトリウムの過剰摂取が、欧米の

国々より日本人に多くみられる正常眼圧緑内障に関連しているかもしれない』と考察している」（同氏）

MSGで〝眼の成人病〟

緑内障は、別名〝眼の成人病〟と呼ばれる。これは、日本最大の失明原因でもある。四〇歳以上の約五％に発症する。すでに、潜在患者数は約四〇〇万人と推定されている。

「……グルタミン酸ナトリウムは、安値で手間をかけずに、『うま味』をつけられる。食品メーカーにとってはたいへん便利な調味料だ。スーパーやコンビニで売られている多くの食品にもこれが添加物として使われている。日常生活から完全に排除することは難しいかもしれないが、なるべく『化学調味料無添加』のものを選ぶようにしたい」と郡司氏は、結んでいる。

味の素社の圧力で、ほとんどの情報が圧殺されている中で、彼の告発記事は貴重です。

網膜細胞が破壊され失明

弘前大学と同じ「ＭＳＧによる失明」を警告している海外論文があります。

やはり化学調味料の多量摂取で「実験動物が失明した」というショッキングな報告です。

「……幼若《ようじゃく》なげっ歯類（ラットなど）あるいはニワトリに、注射されたＭＳＧが網膜の損傷を引き起こすということは、ほとんど疑いの余地はない」

断言するのは、ピチャイ博士。

彼は、その根拠となる実験を示す。

「……この作用は、一九五七年に、研究者ルーカスとニューハウスが、ＭＳＧを注射した新生マウスは、深刻な網膜損傷を起こして、数週間以内に盲目になることを報告して以来、知られていた。多くの網膜毒性をもつ物質とちがって、ＭＳＧは網膜の内側層を侵すが、外側層は無傷である。ＭＳＧを大量に投与すると、非経口投与から数分あるいは数時間以内に網膜の大部分の細胞が不可逆的に破壊される。ＭＳＧによってひきおこされる網膜の損傷は、のちに他の研究者たちによっても、追試確認されている」（同博士）

つまり、味の素の大量摂取による失明は、多くの研究者たちに立証されているのです。

あなたはそれでも「アミノ酸等」表示の食品を子どもに食べさせる気になりますか？

奇形児：ＭＳＧで脱脳、無眼などが生まれる

奇形が…妊婦に「注意表示」を！

子どもに影響する味の素の毒性の最たるものが催奇形性です。

文字どおり奇形を誘発する毒性です。それは、妊婦がＭＳＧ入りの食品を食べたときに起こります。被害を受けるのは子宮の中で育ちつつある胎児です。

三〇年以上前からタイのボランティア・グループや東南アジアの消費者団体は、次のように各国政府に要求してきました。

それは「化学調味料に対して『妊婦への注意表示』を義務づける」ことです。

学術的に、ＭＳＧの催奇形性は、確認されています。

だから、消費者グループは「注意表示」を求め続けているのです。

それを証明するのが妊娠したサルによる実験です。ピチャイ博士は明言します。

「……この実験では、母体の血液中ＭＳＧは、わずかだが胎児に移ることが判明しています。つまり、ＭＳＧは胎盤を通過する。その量は、母体の血液中の約五分の一から一〇分の一の量にすぎません。しかし、毒性学によれば、子どもの抵抗力は、母体のそれより低いことは明らかです。よって、どの程度の影響を被《こうむ》っているかを知る必要があります」

「脱脳症」「無眼症」「唇裂」……

以下は、ピチャイ博士らが実際に行った実験に基づく警告です。

「……霊長類において、胎盤を通過したグルタメート（グルタミン酸塩）が、胎児に影響を与えるか？」（同博士）

まず、ステギンク博士とその共同研究者らによって行われた実験報告がある。

「……体重一kgあたり〇・四〇gのMSGを投与した妊娠中のリーサスザルの実験で所見を見出すことができる。MSG静脈注射の四五分後、母体血液中のグルタメート濃度のレベルが正常値の七〇倍にたっし、グルタメートの胎仔循環への部分的な移行が起って、胎仔の血液MSGレベルが正常値の一〇倍になったことがわかる。また、MSGを投与された妊娠マウスでは、胎児死亡率が高く、母親死亡率も有意に上昇したことが報告されている。さらに、『脳脱出症』、『無眼症』、『唇裂』、『両側性無眼球症』のような胎仔の先天奇形がMSGによって引き起こされることも確認された」(同博士)

ここまで読んで、日本の女性たちは声もないはずです。

だからこそ、東南アジアのNGO団体は、MSG添加食品に、以下の「注意表示」を政府に要求し続けているのです。

「警告：妊婦が食べると奇形児が生まれる恐れがあります」

化学調味料メーカー、味の素社にとっては、悪夢のような「注意表示」です。

どの国であれ、同社は総力をあげてつぶしにかかるでしょう。

MSGに比例し口蓋裂発症

ところが、MSGで奇形児が生まれる……という衝撃事実を証明したのは、海外の研究者だけではありません。

日本の研究者も、同様の結論を立証しているのです。

「……三重大学の三上美樹教授は、副腎皮質ホルモンとテトラサイクリン系の抗生物質に、グルタミン酸ナトリウムを加えて与えると、産まれてくるマウスに口蓋裂の異常が高まることを指摘しています。相加・相乗など未知の毒性に対しても、眼を向けなければならないのは、こうした理由によるものです」(『消費者リポート』№.326)

「相加・相乗毒性」とは、二種以上の物質が共存するとき現れる未知の毒性を指します。

■催奇形物質の相互作用

グルタミン酸ナトリウム投与量	口蓋破裂発生率
30mg	4.1%
50〃	4.1〃
100〃	3.1〃
200〃	7.6〃
300〃	5.1〃
400mg毎日	8.2〃

(三重大学・三上美樹教授による)

(図12) 味の素多くとるほど「奇形」も増える

（図12）は、三上教授が立証した相乗作用による奇形発症率です。

グルタミン酸ナトリウム（ＭＳＧ）投与量が三〇mgで口蓋裂発生率は四・一％なのに、四〇〇mgでは八・二％と投与量を増やすと倍増しています。

骨格異常：指がくっついた子が生まれた

骨成長阻害、指の骨がない！

ＭＳＧ投与で、生まれた子どもに、さまざまな骨の異常も報告されています。

「……化学調味料は、骨の成長をストップさせてしまう。その骨髄は、血液中の赤血球、白血球を造り出す重要な臓器である」（タイ『消費者マガジン』１９８５・ｖｏｌ２、No.13）

化学調味料が、子どもの成長まで止めてしまう！

この発育障害については、知らなかった人がほとんどでしょう。
しかし、マウスによる実験で「骨や骨髄の発育異常の原因になっている」という報告があるのです。（一九八七年、Ｄｈｉｎｄｓａ．Ｋ．Ｓ他）
さらに、同様の実験報告もあります。
「……妊娠したウサギに同様にＭＳＧを〇・〇一～〇・八二％を六～七週間にわたり摂取させた。すると、生まれたきた子どもは骨に異常が見られた。外国では、妊婦が化学調味料をとることを医者が禁じています。一九六五年には、化学調味料のせいで体が弱った患者のことが研究されました。また、シリラート病院の獣医は、ネズミの母親に投与した実験の結果、子ネズミの指がくっついていたり、関節から先が無かったりしている例を観察しています」（カナボディ博士、タイ、カセテート大学理学部動物科）
これらは、ＭＳＧの催奇形性が、実験動物の胎仔の骨形成に現れたのでしょう。

染色体異常：ＭＳＧには遺伝障害もあった

奇形、ガンの原因にも

染色体とは、遺伝子（ＤＮＡ）の塊《かたまり》です。

これが異常なら、遺伝子が異常であることを示します。

遺伝子は、あらゆる生命情報のデータベースです。これが、阻害されれば、生命情報が狂います。それが、催奇形性や発ガン性、さらには遺伝病などを引き起こすのです。

ところがＭＳＧを投与した動物実験では染色体異常を疑わせる結果が出ているのです。

以下は、タイのタワット・カナボディ博士らのグループが行った実験です。

ＭＳＧがマウスの染色体に及ぼす影響を観察しています。

「……市販されている化学調味料（ＭＳＧ）が、赤血球など多機能を担う細胞に成長する骨髄細胞の染色体に異常を起こす原因について研究を行った」（カナボディ博士）

具体的には、次の手順で実験は進められた。

「……ハツカネズミに注射したMSG粉末の量は、各々、〇・〇〇〇五、〇・〇〇一〇、〇・〇〇一五、〇・〇〇二〇、〇・〇〇二五g／gBWであった。各々の量のMSGを注入されたハツカネズミは隔離され、六、一二、二四、三六、四八時間置かれた。その後、実験個体の骨髄細胞を切り取り、細胞核分裂中期の染色体を調べた」(同)

染色体のさまざまな異変発生

つまり、投与されたMSGが、染色体に影響を与えたかどうか観察したのです。

「……その結果、染色体がさまざまに変化していることを確認した。この異変状態は、化学調味料（MSG）を注入して二四時間に発生したものがもっとも多かった。細胞または、ある種の細胞群に起きた染色体レベルの異常は、その細胞の受け持っている機能面に異常を引き起こす可能性がある。そして、身体の他のさまざまなレベルへの影響も考えられる」と、カナボディ博士は考察しています。

染色体は遺伝子の束であり、その異常は明らかに遺伝子の異常を示します。

博士も、同じ懸念を抱いています。

「発ガンや奇形さらに遺伝病、難病などを引き起こす恐れがあります」

「また、こうした異常は、体細胞に関する遺伝部位にも生じ、さらに異常を増加させる可能性がある。つまり、生殖細胞に異常が起き、子孫にそれが継承されるかもしれない。この点については、さらに研究を進めねばならない」（同）

第３章

発ガン、肥満、不妊症まで……

——想像を絶する毒性の数々に気づいて！

加熱料理：肝ガン、小腸、大腸ガンが多発！

焼き肉タレに味の素

「……ＭＳＧでガンになる！」

あなたはショックでしょう。それは、どんなときか？

もっともヤバイのが焼き肉です。さらに、バーベキューもやめたほうがいい。

どちらも加熱調理です。すると、調味料ＭＳＧが強烈な発ガン物質に変化する。

つまり、発ガン焼き肉、発ガンバーベキューとなる。


「……近年もっとも流行しているガンにかかる。これは、最新の実験結果である。化学調味料を、カモ肉や鶏肉を焼くときに使用するのを極力さけるべきだ」（ピチャイ博士）

つまり、焼き肉やステーキ、バーベキューなどに化学調味料を使うと発ガンする！

いまどき、加熱料理に「味の素」を直接パラパラふりかける人はいないでしょう。

しかし、「焼き肉のタレ」や「バーベキュー・ソース」には、しっかりMSGが添加されています。ウソだと思ったら「原材料表示」を見てください。

しっかり、「アミノ酸等」と表示されています。（図13）

肉や野菜をこのタレにつけて、金網や鉄板で焼くのはまずい。配合されたMSGが強烈発ガン物質に変貌《へんぼう》するからです。

MSGが高温加熱により化学調味料を分解し、発ガン物質に変化させるからです。

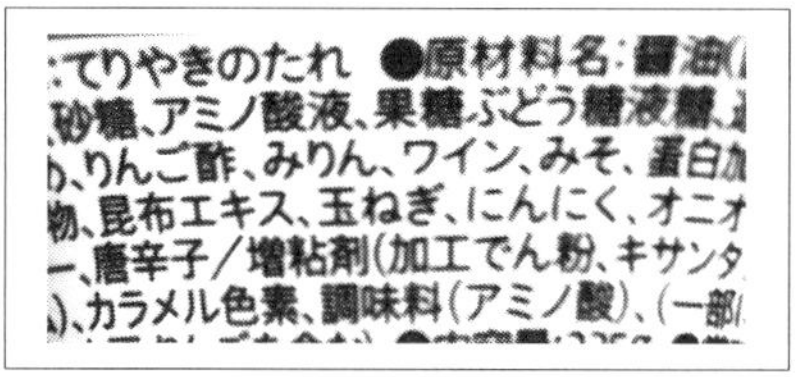

（図13）「焼き肉たれ」つけ焼きすると味の素が発ガン物質に

日本癌学会で衝撃発表

日本でも、この現象は癌学会で発表されています。

「……グルタミン酸ナトリウムを加熱すると、強い発ガン物質が生成することが確認された」（癌研究所・実験病理、研究員　高山昭三氏らと国立がんセンター・生化学、杉村隆氏らのグループ）

杉村氏らは、MSG加熱で生成する発ガン物質も特定しています。

それは、発ガン物質A、同Bの二種類です。

Aは〝Glu－P－1〟、Bは〝Glu－P－2〟と命名。MSGが加熱変化したこれら発ガン物質が、実験動マウスのさまざまな臓器にガンを多発させることが判明したのです（論文中、わかりやすくするためA、B標記した）。

化学調味料が加熱で強烈発ガン物質に変わる……。

それは、一九八三年、日本癌学会で決定的になりました。

「……グルタミン酸ナトリウムの加熱分解物から得られるこれら化合物A、Bがラットにたいして強い発ガン作用を示す」という実験結果が報告されたのです。

肝臓、外耳、下腹部、皮ふガン

味の素の加熱分解物が示した強力発ガン性とは……？

「……ラットのオス・メスそれぞれ四二匹に、Aあるいは Bの〇・〇五％含有エサを連続経口投与した。A投与群は、実験開始後一六カ月で全例と殺して調べ、B投与群は一九か月を経過したが、二四か月まで観察を続ける」（同論文）

こうして、最長二年間の観察結果はショッキングでした。

「……A投与群では、肝臓、小腸、大腸、外耳道、下腹部、皮ふなどに腫瘍が、かなり高率にみられた。B投与群も腫瘍の発生した臓器はA群と同様の傾向を示したが、発生率はA群より低かった。マウスとちがって腫瘍発症の性差もみられなかった」（同）

味の素加熱で分解生成した物質の強力発ガン性は決定的です。

論文は、こう結論づけています。

「……AおよびBはラットの多臓器に腫瘍を形成した点、とくに小腸、大腸に対してもガン原性を示した点が重要である」（『日本癌学会、総合記事』第四二回、名古屋）

焼き物に化学調味料を使うな

MSG加熱物の発ガン性を警告してきたピチャイ博士は、警告する。

「……こうなると、私たちは家庭料理で焼き物に化学調味料を使うのをやめなければなりません。絶対に危険です！　使うとしたら、焼き終わったあとにすべきです」

ちなみに、当時『消費者リポート』読者Aさんは、この件について味の素社に問い合わせています。

Aさん：新聞に「グルタミン酸ナトリウムを加熱したものに発ガン性がある」と書いていりました。おたくの「味の素」はどうなんですか？

味の素社：安全です。あの実験は三五〇℃以上を問題にしているので、普通にテンプラでも、そんな高温になることはありません。だから大丈夫です。

Aさん：バーベキューや焼き肉は炎が直接かかります。これでも安全なのですか？

味の素社：それほど高温にならないと思いますが……。

A：では、炎は何度ですか……？

味の素社：いやァー……それは、よくわかりませんが……（ムニャムニャ）。

ちなみに東京ガスに問い合わせてみると、都市ガスの炎は一番先の高温部では一六〇〇〜一七〇〇℃。炎の平均でも一三〇〇℃という。「味の素」を具材にふりかけて焼くのはきわめて危険です。それだけではない。原材料「アミノ酸等」表示の「焼き肉のタレ」や「バーベキュー・ソース」をつけて焼くのは完全にアウトです。

肉好きは大腸ガンで五倍死ぬ

さらに、これはきわめて大切なことなので付記しておきます。

じつは、焼き肉やバーベキューで、発生する化学調味料の発ガン性にビックリしているばあいではない。

お肉そのものが強烈な発ガン物質である——という衝撃真実にめざめてください。

（図14）は、その決定的な証拠です。

これは、アメリカの日系一、二、三世の大腸ガン死亡率です。

かれらのルーツ日本にくらべると三世の大腸ガン死は、なんと五倍に激増しています。

これは、在米白人とまったく同じ死亡率です。なぜ、こうなったのか？　菜食中心の和食から肉食中心の洋食にシフトしたからです。

肉を食べるほど大腸ガンで死ぬ。そのメカニズムは次のとおりです。

腸内の悪玉菌は肉など動物性たんぱく質を好んで食べます。悪玉菌が増殖するとインドール、スカトール、アミン類など強い発ガン物質を生成します。それが腸壁を刺激して、大腸ガンが多発するのです。

お肉が好きなら週に一度、グルメの楽しみにしましょう。

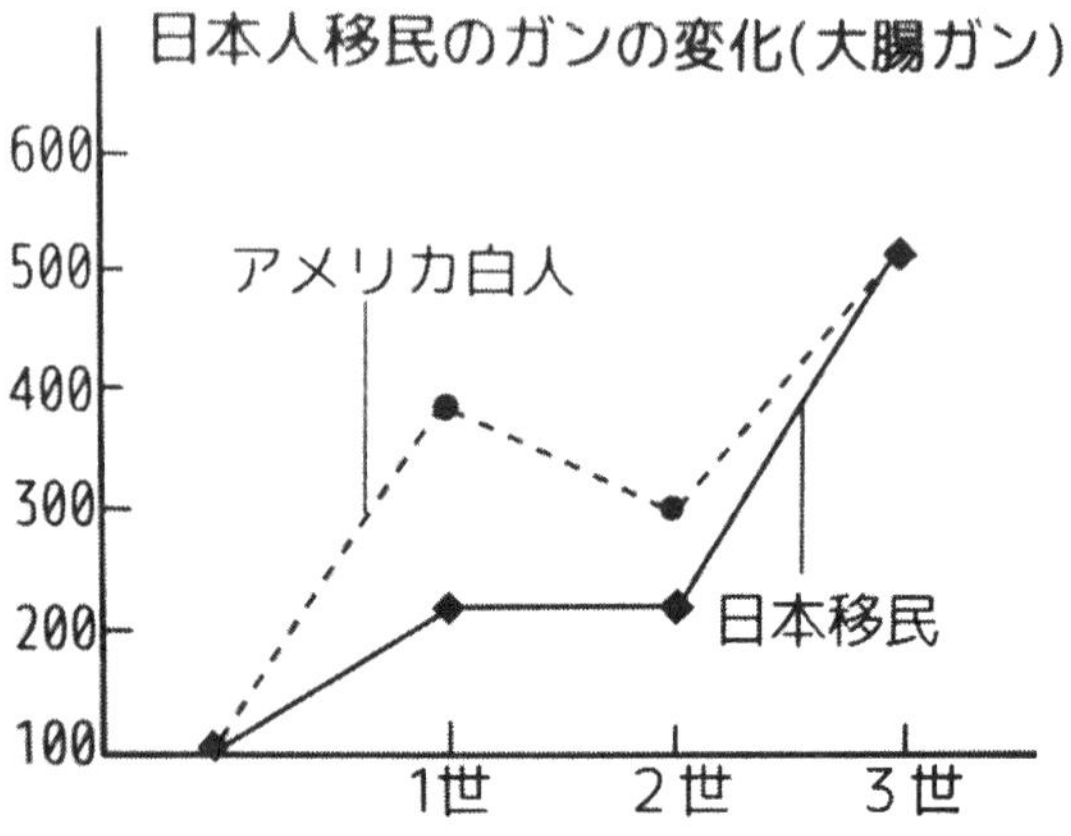

（図14）肉好きは五倍大腸ガンで死ぬ！（日系三世の悲劇）

加工肉に最凶発ガン性（ＷＨＯ）

（図15）はＷＨＯ（世界保健機関）の警告です。

「発ガン物質の五段階評価で、ハム、ベーコン、ソーセージなどは最凶発ガン物質である。それは、アスベスト等と同等の発ガン性がある」

これは業界関係者もショッキングでしょう。

これまで、絶対タブーであった食の真実を国連も認めざるをえなくなってきたのです。

ちなみにＷＨＯは「赤肉」の発ガン性は上から二番目という。

加工肉でなくとも、発ガン性があることを、国連は初めて公にしたのです。

いま、世界の食産業、食文化が根底から問わ

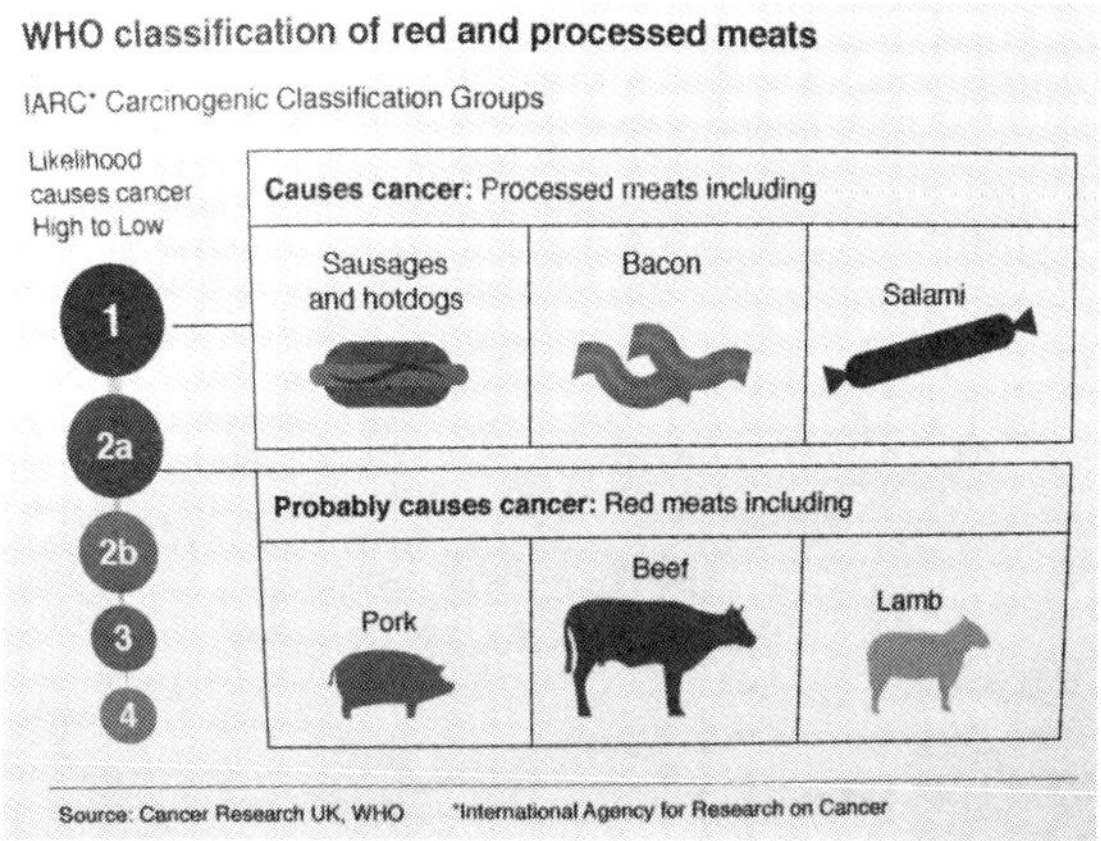

（図15）加工肉に最悪発ガン性、赤肉も二番目とは……

れています。大きな変化が始まっています。

だからといって、私はお肉をぜったい食べてはいけない、とは言いません。

それは、食文化の一面もあるからです。どうしても好きな人は、グルメとして週に一度くらいのお口の楽しみにすれば、いいでしょう。

ただし、たまの焼き肉に「アミノ酸等」表示のタレをつけて焼いてはいけません。

油と加熱：さらに最悪の変異原性物質が出現……

中華、油炒め、揚げ物

味の素を加熱したら強力発ガン物質に変化した……。

それだけでもショッキングです。

ところが、焼き肉やバーベキューのように炎で焼かず、油と加熱するだけで危険な変異原性が出現することが証明されたのです。変異原性の測定には、プレート上のチフス菌コロニー（群生）を用います。変異原性の強さに応じてコロニーは変化します。

立証したのは同志社大学工学部の西岡一教授の研究チームです。

＊**変異原性**＝細胞に突然変異性を起こさせる作用。この数値が強いほど、発ガン性、催奇形性などのおそれが高まります。

一九八五年、実験は次の二段階で行われました。
（1）「味の素」（ＭＳＧ）だけを加熱して変化を観察。（次ページ図16）
三〇〇℃を超えるころから変異原性が出現し、急激に上昇。四〇〇℃でピークに達した。
（2）サラダ油など市販植物油を「味の素」に加えて、同様に加熱してみた。
すると、より低い温度の二五〇℃で変異原性が現れた！

ＭＳＧ単体加熱をはるかにしのいで、変異原性は急上昇していった。

つまり、油といっしょだと、ＭＳＧは単体のときより低い温度で大量に突然変異物質に変化するのです。

（二〇分加熱）
（3）油だけを加熱。四〇〇℃の高温まで加熱しても変異原性物質は生成されません。

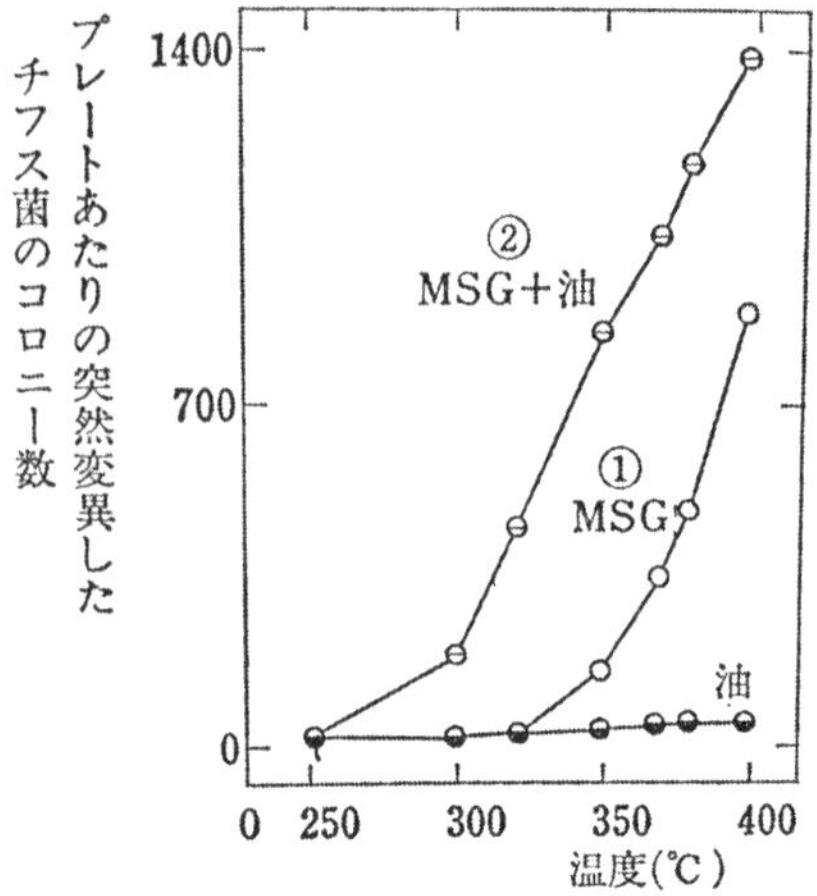

(同志社大学理工学研究報告25巻 272頁)

(図16)「味の素」と油を加熱するとアブナイ

種　類	温　度(°C)
煮る(ゆでる)	95~100
蒸す	80~ 90
加圧加熱	115~120
炒める	100~300
揚げる	130~200
焼く	160~300
マイクロ波加熱	100(水が十分存在するとき)

(出典『調理学』朝倉書店、1983)

(図17)「味の素」で「揚げ物」「焼き物」「炒め物」……みーんな心配

焼き肉、ステーキも心配

おそらく、この加熱実験で生成された突然変異性物質は、日本癌学会で発表された発ガン物質A、Bと思われます。そのときの実験は、MSG単体の加熱でした。

しかし、西岡教授らは「油と加熱」することで、約一〇〇℃も低い温度でも、変異原性物質が大量に生成されることを明らかにしたのです。

油を加えて強い火で加熱される料理は、身のまわりにもあります。

中華料理の油炒めなどはその典型です。ステーキをジャーッと焼くときも油の上で三〇〇℃に達します。さらに高温のフライ食品もアブナイ。

西岡教授のコメントです。

「……植物油を加えることにより、はるかに低い温度でも、変異原性が生じることは、植物油を引いたフライパンの上でMSG（味の素）や、MSG含有調味料が加熱される場合が考えられます。その危険性について、さらなる検討が必要です」

（図17）は、料理の一般的な加熱温度です。

「炒める」「揚げる」「焼く」は、一〇〇～三〇〇℃で、危険ゾーンに入っています。

そこで、「アミノ酸等」（味の素）入りの調味料を使うのはアブナイ。
焦げ目がつくほどの調理は、もはや、やりすぎといえます。

フライドチキンで一〇年早死に

私は、最近、『フライドチキンの呪い』（共栄書房）で揚げ物の危険性を警告しています。アメリカの大がかりな疫学調査で、一日にフライドチキンを一個でも食べると寿命が約一〇年も縮むことが証明されています。

さらに、恐ろしいのがフライドポテト。たとえば、ファストフードのフライドポテトなどを週に二回食べるだけで死亡率は二倍にはねあがる。その原因として、研究者たちは、高温による発ガン物質アクリルアミド（ＡＡ）を指摘していました。

しかし、西岡教授らの研究結果をみると、チキンやポテトに、あらかじめＭＳＧで下味調味されていたのでは……とも思えます。

もし、そうなら、加熱調理でＡＡの発ガン性とともに、変性ＭＳＧの発ガン性もプラスされることになります。

化学調味料と油が加熱調理されると変異原性物質（発ガン物質）が生じる。

この事実を、世界中のほとんどの調理人は知らないはずです。

MSGメーカーの情報弾圧の弊害が、ここにもあります。要は人類の健康と生命にかかわります。それが企業の利益より優先することは、いうまでもないことです。

ホルモン異常：肥満になったり、不妊症になったり

MSGで内分泌器官が縮小

化学調味料で、ホルモン異常を起こす。こう言っても、ピンと来ないはずです。

さらに、それが原点で、肥満になったり、不妊症になったりする……。

ただ、耳を疑うだけでしょう。

しかし、動物実験では、MSGを投与すると、甲状腺や副腎などの重量が低下することが証明されています。これら臓器は各々、甲状腺ホルモンや副腎ホルモンを分泌していま

す。つまり、人体にとって重要な内分泌器官なのです。

ＭＳＧを与えるとこれら器官の重さが減った。

それは、大切な副腎ホルモンや甲状腺ホルモンの分泌が低下することを意味します。

ホルモンは、体内の情報伝達という重要な役割をになっています。

ホルモンが狂うということは、人体の情報系が狂うことなのです。

すると、心身の機能が狂ってしまい、さまざまな異変、異常がおそってきます。

精神面で現れれば発達障害や異常行動。身体面で現れれば肥満や不妊症などになります。

ホルモン異常で体機能不全

ピチャイ博士（前出）は、ＭＳＧによる臓器障害から引き起こされるホルモンの害を警告しています。

「……ＭＳＧを投与された動物、とくに（出産後の）新生仔期に投与されたものは、体重はさほど増えないのに、体脂肪は有意に増えることが報告されています。いいかえると、成長は抑制されるのに、肥満をともなう、ということです」

これは、人間に当てはめるなら、乳幼児期に、化学調味料入りのベビーフードなどを与えると、体脂肪の増えやすい肥満体質になる……ということです。

最近、プクプク肥った子どもをよくみかけます。

食べさせてきた化学調味料入りの食品を、思い返すべきでしょう。

このように、ホルモン異常は全身的な機能不全を引き起こすのです。

各ホルモンは著しく減少

これらは、MSGにより以下の臓器が悪影響を受けたからだとピチャイ博士は指摘する。

「……脳下垂体、甲状腺、副腎、性腺（卵巣と精巣）、前立腺――の重量の有為な減少が報告されている。結果的に、これらの内分泌腺によって産生されるホルモンも当然影響を受ける。つまり、成長ホルモン、プロラクチン（脳下垂体ホルモン）、甲状腺ホルモン、性腺刺激ホルモンなど、ホルモンの著しい減少がひき起こされる」

これら、ＭＳＧが引き起こすホルモン異常を証明したのが、タイのチュラロンコーン大学のＰ・タンプラパルットタン教授らの研究チーム。

同教授は、特にＭＳＧによる脳下垂体への損傷に着目する。

「……視床下部は、脳下垂体の機能をつかさどっているため、脳下垂体からのＧＨ、ＦＣＨ、ＬＨ等のホルモン分泌に異常をきたす。そのほか、脳下垂体は生殖機能も制御している。そのため生殖機能にも異常を生じ、不妊になる可能性もある」

ＭＳＧによるホルモン異常のメカニズムは、次のようになります。

――ＭＳＧ投与↓内分泌器官縮小↓各種ホルモン減↓体調異変（不妊など）――

生殖異常：爆発する不妊症の原因に化学調味料

不妊症、流産が激増している

化学調味料（ＭＳＧ）を投与すると「脳下垂体、甲状腺、副腎、性腺（卵巣と精巣）、前立腺の重量が減少する。それが各種ホルモン異常を引き起こす」（ピチャイ博士）

これは、味の素による全身障害のメカニズムでもあります。

ここでは、生殖異常に着目してみます。なぜなら、現在、日本では不妊症が激増しているからです。（図18）は、不妊治療の増加傾向です。

一九八五年ほぼゼロ件が、わずか二五年で二五万件に達する勢いです。

（図19）は、「妊娠率」「出産率」が激減し「流産率」が激増していることを証明します。

日本人の生殖能力に赤ランプが点っているのです。

ここでも、原因は一つではないでしょう。

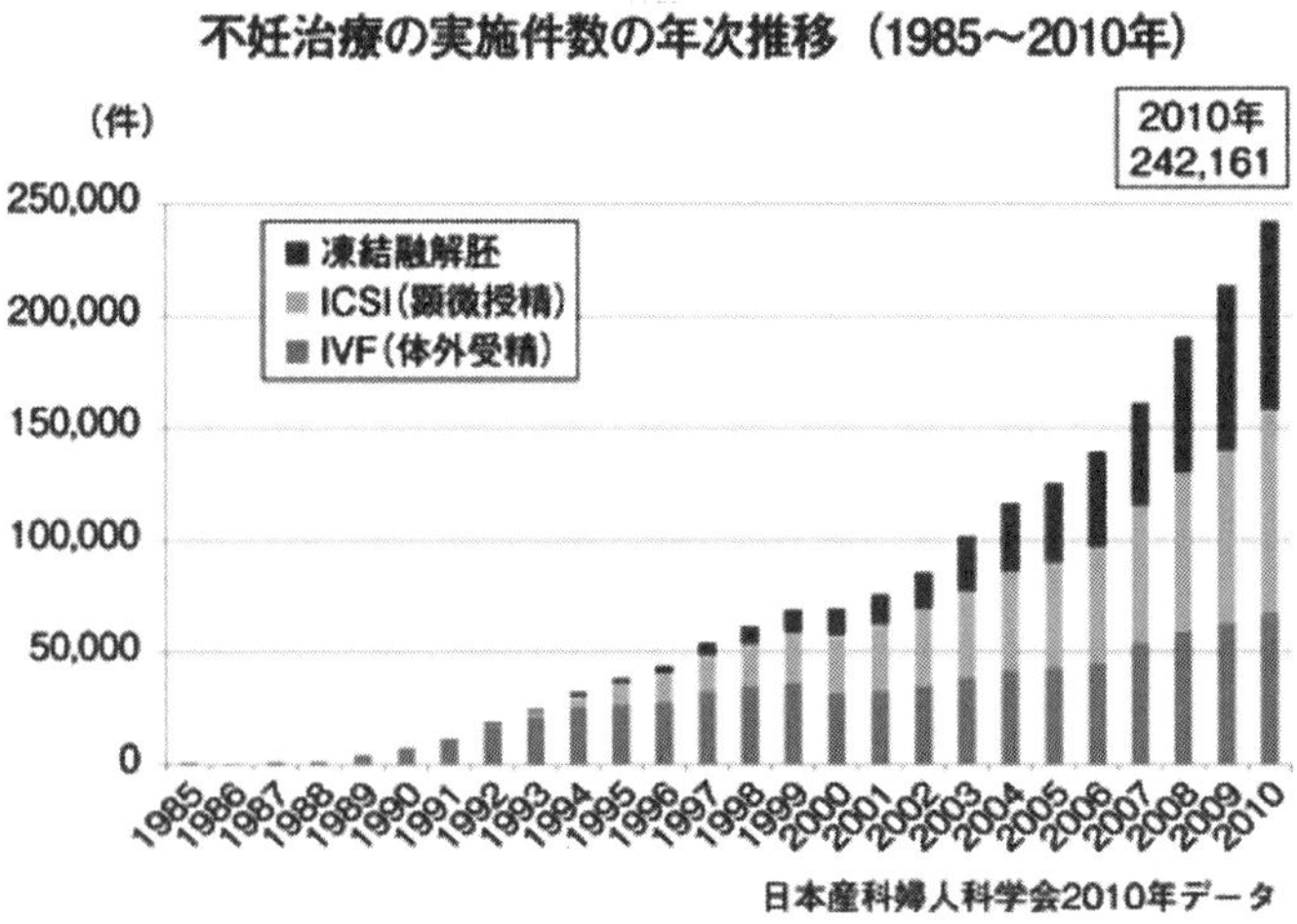

（図18）日本の「不妊症」増加はもはや悪夢だ

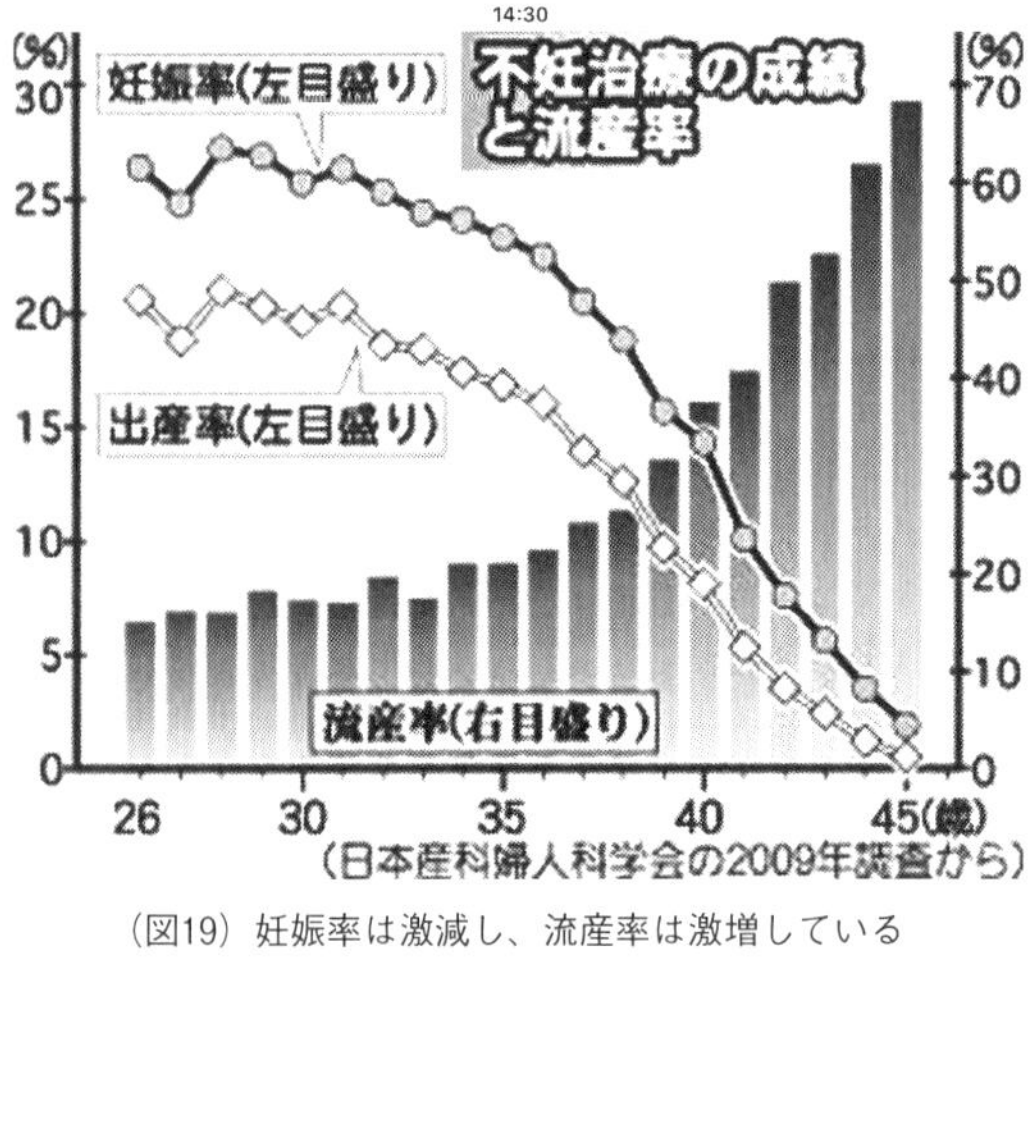

（図19）妊娠率は激減し、流産率は激増している

大気や水質の汚染、合成洗剤、シックハウス、電磁波……など、さまざまな要因が考えられます。

しかし、そこに隠れた要因、化学調味料（ＭＳＧ）が存在するのです。

だれもが、食品表示にある「アミノ酸等」が、まさか不妊、流産などの原因の一つであることなど、思いもよらないはずです。

味の素もＥＤ、不妊の引き金

なぜ、味の素で生殖機能が衰えるのでしょう？

それは、ＭＳＧ投与で、生殖器官が小さくなることが確認されているからです。

「味の素でＥＤになる？」といったら笑い話でしょう。

しかし、研究者たちは、動物実験で、疑いようのない生殖能力の低下を証明しているのです。

「……生殖器系と生殖器官をコントロールする脳の中の重要部位、視床下部にＭＳＧが影響するために、ＭＳＧが実験動物（とくにネズミなどげっ歯類）の生殖器系に変化を起こすことが確認された」（ピチャイ博士）

MSGを投与したネズミのオス、メス関係なく生殖器官の縮小が観察されたのです。

「……さらに、両性において、性成熟の異常や性ホルモンの減少が認められた。やはり、生殖器系におよぼすMSGの影響は、年長の動物より若い動物の方が深刻であることが判った。このように新生仔期にMSGが投与されると、成長してから一連の異常が引き起こされる」

子どもの化学調味料漬けが

つまり、幼児や子どものころから、化学調味料入りの食べ物を平気で与えていると、それが、その後、成長したときEDや不妊、流産などの引き金になってしまう……ということです。日本中に激増している不妊症の原因は、子どものころからの食生活にあったといって、まちがいないのです。

「……生殖機能の異常は、オス・メス両方の動物にみられる。MSGを投与されたメスは妊娠率が低く、同腹仔数も少ない。MSGを投与されたオスも繁殖能力が低いのです」

ピチャイ博士の警告は、そのまま現代日本にあてはまります。

しかし、味の素社は、これら海外の実証実験に基づく警告をすべて黙殺。そして、同社と強くゆ着している政府も知らぬふりです。

日本の本当の病は、これら権力の腐敗体質そのものなのかもしれません。

腎臓障害：ニワトリの実験で「痛風」など証明

むくみ、疲労そして透析へ

日本人に肝障害、腎障害が増えています。

肝臓は、体内に入った毒素を分解する臓器です。腎臓は、その毒素をろ過して排泄する臓器です。いずれも、解毒・浄化に不可欠な臓器なのです。
肝腎要《かんじんかなめ》とは、この二つの臓器こそ、きわめて重要である、という意味です。
人間の万病の元は〝体毒〟です。分解、排泄しきれなかった〝体毒〟が悪さをする。
それが、病気の正体です。
ぎゃくにいえば、肝臓、腎臓が弱ると万病になり、悪くすると命さえ落とします。
そして――。化学調味料は、その腎臓に障害を与える。むくみ、疲労そして透析。
日本消費者連盟は機関誌『消費者リポート』で、動物実験の内容を報告しています。
用いられた実験動物はニワトリです。

「……仔ニワトリを対象に、同じナトリウム濃度の『グルタミン酸ナトリウム』と『食塩』を投与し、比較した毒性実験があります。そこで、『グルタミン酸ナトリウム』の腎臓障害や痛風障害は、『食塩』よりも、おびただしく強く見られます」（同リポート）
この場合、「食塩」は、毒性比較のコントロール（比較対照）に用いられています。
そして、同じナトリウム濃度なのに、ＭＳＧ群のニワトリに、きわめて強い腎臓障害が現れたのです。これは、味の素の腎臓毒性を立証します。

味の素で尿酸過剰、痛風に

この病変は、解剖でも確認されたのです。

「……ＭＳＧで死んだニワトリを解剖してみると、『食品』では、みられないような腎障害を起こし、多量の尿酸が内臓や関節などに、こびりついているのが判ります。これは、グルタミン酸ナトリウムが尿酸の生産過剰をもたらしたのです。これが原因となって、『痛風』を引き起こしたと考えられます」（『消費者リポート』№３２３）

「悩みの痛風の原因が、化学調味料……⁉」

思い当たる人もいるのではないでしょうか。

持病の腎臓病や痛風に悩んでいる人には、今日から、化学調味料絶ちをおすすめします。症状が軽くなるなら、化学調味料の疑いは大です。

「……化学調味料をよく使う人が、痛風や関節炎で悩んでいるという話を聞いたことがありますが、人間でも、あながち起り得ないともいいきれません」（同リポート）

高ナトリウム血症：ＭＳＧナトリウムで低知能児に

過剰ナトリウムが悪さ

味の素のとりすぎは、有害ＭＳＧのとりすぎに、とどまりません。その化学物質名に注目。グルタミン酸ナトリウム……。それは、ナトリウムの化合物なのです。味の素を多くとる。それは、ナ、ト、リ、ウ、ム、を、多、く、と、る、ことと同じです。

すると、当然、血液中のナトリウム濃度も上昇します。

普通は、必要以上に摂取されたナトリウムは、腎臓の働きで体外に排出されます。ところが、それ以上にナトリウムをとりすぎたり、腎臓が弱っていると、体内への「ナトリウム残留」が増えていきます。

「……それが、子どもならば、『残留』は脳に起ります。大人なら、身体の『むくみ』となって現れます。したがって、医者から塩分の多い食べ物を禁じられている病人、つまり腎臓病、心臓病、高血圧などの患者は、絶対に化学調味料を使用すべきではない」（ピチャイ博士『消費者マガジン』85、vol・2、№13）

ひきつり、けいれん、錯乱

体内に「残留」したナトリウムは、人体には〝体毒〟として作用するのです。

これが、「高ナトリウム血症」です。

その症状は「のどの渇き、筋肉のひきつり、けいれん発作、錯乱など」です。

「……グルタメートの作用の他に、MSGのナトリウム成分による影響を指摘することも興味深い。多くの人は、〝塩〟というのは、必ずしも塩化ナトリウム（食塩）だけではない、ということに気づいていない。彼らは食事中の塩分をへらすように指示されたとき、

たいてい塩化ナトリウムをとりのぞこうとするが、MSGなど、その他のナトリウム源については、考慮しない」（ピチャイ博士）

つまり、味の素も〝塩分〟だ……ということ。

ナトリウム摂取は三倍に

「……そのうえ、MSGがナトリウム源であることを認識している人たちでさえ、〈塩味が、それほど強くないために〉同じくらいの〈塩からさ〉を付けるためには、塩化ナトリウムの三倍量のMSGをとらなければならない。そのため、食塩をMSGでおきかえた場合には、じっさいはナトリウム摂取量は増えるということに気づいていない」（同）

それだけ、高ナトリウム血症さらには腎臓病、心臓病、などのリスクも高まるのです。医者は、これらの患者に「塩分をひかえろ」と、口やかましく言います。しかし、医者の頭からも味の素（グルタミン酸ナトリウム）が、すっぽり抜け落ちているのです。

その毒性で低知能児に

ナトリウムを過剰に摂取すると、排泄しきれない分は、子どもなら脳に「残留」します。その過剰ナトリウムが、脳には〝毒素〟として作用するのです。

「……医者のあいだでは、赤ちゃんがナトリウムを過剰摂取すると脳に対する毒性が問題となります。成長したときに精神の発育遅延状態になるかもしれない。それはよく知られている。市民が精神的な障害をこうむっている国は、将来どうなるのでしょうか?」(ピチャイ博士)

これまで、MSGによる発達障害で問題になったのは、その神経毒性からでした。

しかし、グルタミン酸ナトリウムに含まれる過剰ナトリウムも、脳に「蓄積」することで、精神遅延という発達障害を引き起こすのです。

これも、高ナトリウム血症の後遺症といえます。

「……症状がはっきり現れるのは、幼児や高血圧、心臓病、腎臓病などを抱えたお年寄りです。ナトリウムは脳に『残留』して、低知能児を作ってしまいます」（ピチャイ博士）

味の素に潜む思わぬ伏兵ナトリウムだけでも、これだけの悪さをするのです。

脳障害：脳を直撃し全身を破壊しつくす

三歳まで「関門」は未熟

ナトリウムだけではない。ＭＳＧ自体も脳に侵入します。

かつて、「味の素の食べると、頭が良くなる」と、言われていました。御用学者による悪質キャンペーンでしたが、本当に信じたひとも多くいたはずです。

しかし、現実は真逆です。「味の素を食べるほど、頭が悪くなる」のは確実です。

それが、脳に侵入したMSGで引き起こされる脳障害です。

「グルタミン酸ナトリウムは、乳幼児の脳に損傷を与える恐れがある」

こう警告したオルニー博士の研究報告は世界に衝撃を与えました。

なぜなら、脳は「血液——脳関門」（BBB）とよばれる〝関所〟のような防御機能を備えているからです。これは、脳への有害物質の侵入を阻止する大切な働きをしています。だから、外から神経毒物MSGを投与しても、脳には侵入できない……そう、信じられていたのです。

下垂体、視床下部は無防備

ところが、赤ちゃんの幼い脳は、この関門が未熟なのです。

ヒトの場合、この「血液——脳関門」が、完成するのは三歳ころといわれています。

それ以前に、グルタミン酸ナトリウムなどの化学物質をとると、それはフリーパスで幼い脳を直撃してしまいます。

問題は、それだけではありません。

脳中枢の視床下部や脳下垂体などは、このバリヤーで守られていないのです。

さらに、グルタミン酸ナトリウムは、これらの細胞を破壊すると警告されています。

ＭＳＧ直撃で、脳中枢が破壊されかねません。つまり、神経毒ＭＳＧの実力が、遺憾なく発揮されるわけです。だから、赤ちゃんや大人の脳への直撃をさけるためにも、ＭＳＧ摂取は極力さけなければならないのです。

脳中枢細胞が「ただれる」

ピチャイ博士は、ＭＳＧによる脳障害の実態を詳細に述べています。

少し、専門的になりますが引用します。


「……ＭＳＧの神経毒性作用にたいして、もっとも敏感であるように思われる中枢神経系の部位は、内側基底視床下部のある部位である。主として視床下部の弓状核であろう。しかし、神経毒性アミノ酸（ＭＳＧ）をより大量に投与すると、ＣＮＳ（中枢神経系）のより広範な部位に、びまん性の病変が見られる」

「びまん」とは「ただれ」のことです。
つまり、MSG投与により、中枢神経細胞が、ただれるほどの損傷を受けるのです。
神経遅滞（知恵遅れ）や発達障害などが起きるのは当然です。

発育不全、低知能、失明、肥満……

博士は、MSGによる脳細胞の破壊を生々しく描写します。

「……動物の脳活動を低下させる化学調味料を、ハツカネズミとウサギに投与したところ、初期段階で脳細胞の破壊が起った。大部分は、視床下部の周辺、とくに視神経葉前四丘体の弧核とよばれるあたりに、それが起った。視床下部は、さまざまな身体活動（例えば、体温調節、食物摂取行為の統制中枢、生殖機能中枢）を、つかさどる脳中枢である。
それだけに、化学調味料は身体機能の多大の影響を与えるものと思われる。たとえば、成長を抑制して普通より背を低くしたり、脳の発育を阻害して、学習能力を減退させたり、その結果として、低知能児にしたり、視力をうばったり、栄養調節機能に異常をおこして肥満体にしたり……といったことである」

結論――。

味の素は脳を直撃し、破壊する。その結果全身的に人間としての機能を破壊しつくす。

イライラ：化学調味料を使う家庭ほど不安、異常が多い

くっきり分かれたアンケート結果

化学調味料に無頓着な家庭ほど、家族はイラついている。

あるいは「いつも不安」「カーッと怒る」「すぐ腹が立つ」「わがままと言われる」（図20）は、「味の素を使っている家庭」と「使わない家庭」の子どもたちの違いを比較したものです。対象は、一四〇〇人の生徒（小・中・高校生）。

克明なアンケート調査を実施したのは里見宏氏（食品医薬品研究家）。

その結果、じつに興味深い事実が明らかになりました。

まず、「年収や社会的地位の高い」層ほど、「味の素（ＭＳＧ）の摂取量が少ない」。

ぎゃくに、「貧しい家庭ほど、味の素をたっぷり使っている」。

これは、はやくいえばＣＭなどで〝洗脳〟され、使わされているのです。

そして、味の素を食べている子どもたちには「いつも、イライラする」「カーッとなりやすい」などの傾向が強い。

両者の生活態度も対照的です。

■ＭＳＧの学童アンケート（里見）（一部）

ＭＳＧを食べている人で有意に高かったもの

1　いつもいらいらしている（５％有意）
2　いつも不安（S）
3　すぐカーッとなったり、いらいらする（５％有意）
4　ちょっとしたことでも腹が立つ（５％有意）
5　友人や家族からわがままだと言われたことがある（１％有意）

家庭での状態

▶ＭＳＧを食べている人に有意に高かったもの
1　出来合いの惣菜を食事によく利用する
2　食卓のおかずが少ないと家族が不満をいう
3　新製品が発売されると買って食べてみたくなる
▶ＭＳＧを使っていない家庭が有意に高かったもの
1　だいたい三日分位の食料品を備蓄している
2　自分で野菜を作っている
3　テレビ、新聞で食品関係の記事をよく見る
4　共同購入、生協に入っている
5　食品添加物に不安を感じる

（注）Sは、有意差はないが傾向として多いということ

（図20）味の素を使う家では「いらいら」『不安」が多い

▼味の素を食べてる家庭は「できあいの総菜をよく買う」「おかずが少ないと文句をいう」「新製品はすぐ食べたくなる」と、自分で作るよりCMなどに影響されている。

▼味の素を食べない家庭は「自分で野菜を栽培」「食品関連の記事をよく見る」「共同購入や生協の会員」「食品添加物に不安を感じる」など、まるでぎゃくです。

こちらは意識の高さがうかがえます。

若い世代ほど危ない！

「……グルタミン酸塩が脳内の興奮性神経伝達物質であることから、新しい仮説が生まれます。（中略）このデータは中華料理店症候群を起こさない程度の少量のＭＳＧであっても、長期間とれば、〝行動異常〟につながる可能性を示唆しています」

（里見氏『くらしのてびき（４）化学調味料』日本消費者連盟）

このアンケート調査に、ショックの家庭も多いのではないでしょうか？

海外の動物実験でもマウスの「イライラ」「感情の高ぶり」「攻撃行動」が報告されています。

「……若い世代ほど、この化学物質にたいして感受性が強い。それは疑いの余地はない。われわれは、国の将来をになう若い世代の生活の質に、深い関心をもたざるえない。MSGの恐ろしい点は多くの発展途上国の人たちが、好むと好まざるにかかわらず、外食する時にMSGを食べることを強制されることだ。(味の素社など)MSG製造会社は攻撃的な宣伝活動をしてきた。そのため、これらの国々のレストランのほとんどは、MSGに汚染されてしまった。われわれは、この化学物質を使うことに、より慎重になるべきである」(ピチャイ博士)。

(以上、ピチャイ博士・出典は『技術と人間』一九八六年一〇月号、特集記事より)

第４章

隠すほど、次々出てくる「有害」報告

「適性使用量」：「酢昆布」事件で表示に追い込まれる

日本版の味の素ショック

「……味の素がこれほどふとどき千万なデタラメ会社だとはおもわなかった」

これは、わたしの先輩ジャーナリスト、平沢正夫さんの記事の書き出し。

月刊雑誌『流動』（1972／10）だから、文章も若々しく元気がいい。

そのタイトルからして「なぜ全面禁止にしないのか」。

見出しも痛快だ。

「これほどまでに有害証拠が出ているのに、なにゆえいまだにせっせと売られ続けるのか」。

ときは、ちょうど味の素「酢昆布」事件が、世間を騒がせているころ。

頭痛、シビレ、心悸高進、脱力感……などの被害が全国の保健所にあいついだ。

すべてに共通するのは「酢昆布」を食べた直後の発症だった。福岡県は「酢昆布」の検体を厚生省に送り、同省は国立衛生試験所に分析を依頼した。すぐに、添加されたグルタミン酸ナトリウム（ＭＳＧ）の中毒症状と判明。とくに福岡県に業者が多く、都の担当者が来福して調査したところ、多い製品には四〇％ものグルタミン酸ソーダが検出された。

これでは昆布を食べているのか、味の素を食べているのか、わからない。

福岡県は、メーカー七社を集めて「グルタミン酸ソーダの量を一〇分の一にへらす」よう行政指導をした。

この「酢昆布」ショックは業者にとってもショックだった。

以来、多量のＭＳＧが残留した昆布加工品は出回らなくなった。

結果として、第二の「酢昆布」事件の発生もおさえられたのである。

しかし、その余波は、それではとどまらなかった。

「適性使用」表示で〝部分降伏〟

「……去る八月一六日、味の素は家庭用味の素の容器に、『適正使用』の基準を表示することをきめた。味の素をはじめとするグルタミン酸ソーダの副作用による被害が各地で続発したのをみて、ついに〝部分降伏〟したのである。だが、その態度が、まったくなって

いなかった」（平沢氏）

「酢昆布」事件は、日本版の中華料理店症候群――。

味の素の〝神経〟毒性が、モロに消費者を直撃した。

被害者が次々に異常を訴えた。さすがのマスコミも、連日、大きく報道した。

「酢昆布」を食べただけで「頭が痛い」「シビれた」など、続発した身体被害の原因は、添加されていた〝味の素〟（グルタミン酸ソーダ）である。保健所も発表し、厚生省も認めた。こうなると、マスコミは、ここぞとばかりに書きまくる。

苦虫をかみつぶした味の素関係者の顔が目に浮かぶ。

全国紙、雑誌に「適正使用」広告を掲載

全国紙に〝安全量〟広告

同社は、対応と火消しに追われた。世論を沈静化するには、グルタミン酸ナトリウムの〝毒性〟を認めるしかない。その言い逃れは「とりすぎれば、害になります」。

すると、必ず世間は聞き返す。

こうして、味の素社は「適正使用」の「注意表示」に追い込まれたのである。

それらは、新聞広告や婦人雑誌に大きく掲載された。(図21)

そこには「『味の素』のおいしい使い方」とある。

本来は「安全な使い方」なのに「おいしい」と書かざるをえなかった同社の苦衷《くちゅう》がしのばれる。そこには――。

「(調味瓶八〇g入りの場合)●卵焼きなら、一人前一ふり(約〇・一二㎎)、●すまし

汁・茶碗むしなら、一人前二ふり（約〇・二g）、●ハンバーグ・スパゲッティなら、一人前二〜三ふり（約〇・三g）……」といったぐあい。

添えられたイラスト・写真には、小さじ（すりきりが約一g）、味の素（大瓶）（約八ふりが一g）、味の素（小瓶）（約二〇ふりが一g）と、図示で解説。

なんと大瓶と小瓶では一ふりで「出る量がちがう！」。こうなるとパズルみたいなもの。台所にでも貼っておかないと、なにがなんだか、わからなくなる。

味の素社にしても、これは世間の批判をかわすアリバイ作りにすぎない。「酢昆布」事件などのような中華料理店症候群（CRS）の被害苦情が寄せられても「使用量を守りましたか？」と、使用者の責任にすりかえることができる。

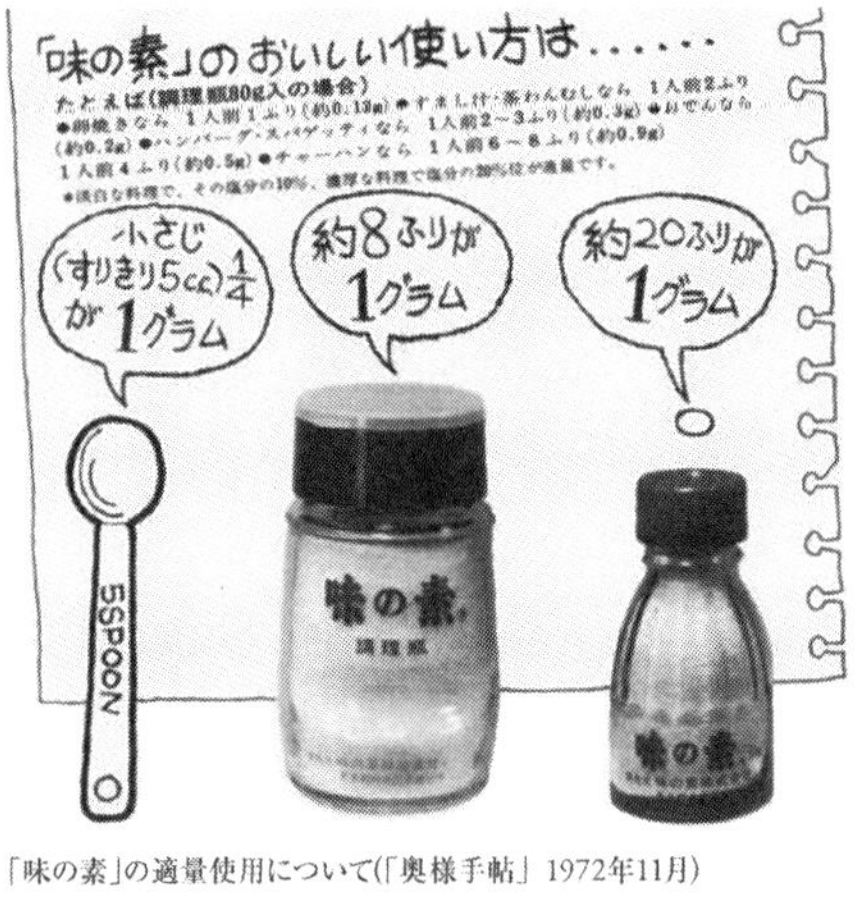

「味の素」のおいしい使い方は……
小さじ（すりきり5cc）1/4が1グラム
約8ふりが1グラム
約20ふりが1グラム
SPOON
味の素
味の素

「味の素」の適量使用について（「奥様手帖」1972年11月）

（図21）「適正使用量」の表示に追い込まれた味の素

厚生省も「適正使用」圧力

味の素社が、この表示に追い込まれたのは、厚生省からの圧力もあった。

当時、日本で多発したのは「酢昆布」事件だけではない。

「ラーメンを食べたら気分が悪くなった」などの訴えが各地の保健所に寄せられていた。

まさに、日本版の中華料理店症候群。

これを重視した厚生省は、一九七二年四月、関係業界にたいして「ＭＳＧの適正使用」の指導を地方衛生局に通達した。それを受け、日本化学調味料工業協会も「適正使用推進委員会」を設けて、参加業者への指導を強化した。

そして、ついに、日本化学調味料協会とメーカー六社は一九七二年九月一五日、全国の各日刊紙に「ＭＳＧの安全性と適量使用」に関する連名の広告を掲載した。

同時に、味の素社は同社の袋物各品種に「標準使用量」を記載し始めた。

「とりすぎれば害になる」

これは、味の素社の一種の敗北である。

なぜなら、同社は「味の素は、いっさい安全である」「中華料理店症候群などありえない」と、有害論を、すべてつっぱねてきたからだ。それが、海外ではなく、国内で消費者に〝被害〟が続出してしまった。もはや、隠しようがない。

そこで「とりすぎれば有害」と、その有害性を認めざるをえなくなった。

味の素社の〝自主規制〟を、各紙は大きくとりあげた。

各紙の取材を受けた当時の鈴木恭二社長は、こうコメントしている。

「……味の素は、絶対に有害ではない。しかし、味の素とかぎらず、どんな食品でも、常識はずれに大量摂取すれば好ましくない影響が出てくるのは当然で、酢コンブのように、調味料ではなく、〝増量剤〟として使われたのでは、消費者はたまったものではない」

(『読売』1972/8/17)

多量添加を〝指導〟したのは味の素社だ

マブシ粉に大量配合せよ

この〝言い逃れ〟に、平沢さんは噛みついた。

「……鈴木社長は、サギ師でなければバカか気ちがいではないか――この記事を読んだ私は、一瞬、そうおもわずにはいられなかった。なぜか。鈴木社長は『〝増量剤〟として使われたのでは』などと人ごとのようにいっているが、バカもやすみやすみいえ、といいたい。自分の会社の常務である元崎信一氏が『化学調味料』（光琳書院・一九六九年）でなんと書いているか」

そこには、以下のように「解説」されている。

「――塩吹きコンブは、茶漬け用品として古くから賞味されている高級加工品であるが、その特徴はマブシ粉調味をする点にある。マブシ粉の基本組成は、粗製塩とその塩味をやわらげるグルタミン酸ナトリウムおよび核酸系調味料からなりたっている。マブシ粉のベースとなる食塩とMSG（グルタミン酸ナトリウム）の配合比は一対一のものから、どちらか一方が八対二の高比率のものまで、さまざまであるが、中級以上の製品では、食塩四〇～六〇％、MSG六〇～四〇％の比率で混合したものが標準組成である」（同書）

つまり、味の素常務が書いた専門書には、昆布加工品は「塩とMSG」で〝調味〟する、と明記されている。

〝増量剤〟として使わせた

この本は食品加工業者への「指導書」として書かれたものである。

「……するとどうなるか？」。

平沢氏は、「酢昆布」事件の真相に迫る。

「味の素の常務である元崎氏は、その著書で、塩吹き昆布のマブシ粉で、重量比の半分以上も味の素を使うことを食品加工業者にすすめている。味の素は食品添加物の一種だが使用基準はない。したがって、どんなに多量に使おうと法にはふれない」「これは明白にいって増量剤である。要するに鈴木社長『〝増量剤〟として使われたのでは』といったが、これは真っ赤なウソ。〝使われた〟のではなく〝使わせた〟と訂正すべきである。鈴木社長は、ウソをついたうえに、責任を零細な加工業者に転嫁してしまった」（同者）

原料のマブシ粉に味の素を食塩以上に大量使用することを〝指導〟していながら、被害が出たら、すべて責任を業者に押しつけている。

その非人間性を平沢氏は非難しているのだ。

むろん、これら昆布に添加された味の素が、同社が発表した「適正使用量」からはるかに逸脱した量であったことは、いうまでもない。

業界は密かに「安全委員会」を作っていた！

絶対に安全だが大量は有害

平沢氏は、鈴木社長の〝論理矛盾〟もつく。

鈴木社長は、新聞社の取材に「味の素は、絶対に有害ではない」と断定している。

「……これまた、人を食ったいいぐさだ。〝絶対〟という言葉の意味をご存じなのだろうか。（中略）『絶対に有害ではない』という言葉と『大量摂取すれば好ましくない』という言葉とは論理的に矛盾する。このような論理矛盾を平気でおかす社長、およびその社長が代表する会社の言動は、なにごとにつけてもストレートに信用するわけにはいかない」

この味の素有害論争を当時の『週刊ポスト』もとりあげている。

そこで、業界スポークスマンの山本常夫氏（日本化学調味料工業会専務理事）は、『アルコールでも個人差がありますし、ショウユだって一升も飲めば心臓にわるい。なんでも適当にとらなければいけない』と述べている。

「……いかにも、味の素の大量摂取が有害であるのは、わかりきったことではないか、といわんばかりである」「ひじょうに誤解を招きやすい。まずメーカー側は、日本におけるCRS（中華料理店症候群）症状が表面化するまで、どのような意味においても、味の素の有害性を消費者の前で、口にしたことがなかった。いまになって、わかりきったことのようなフリをするのは、卑怯至極である」（平沢氏）

業界内で有害説は常識だ

彼は、味の素関係者が、その毒性をアルコールやしょう油などといっしょにしていることを批判する。

「……味の素のような化学物質は、生体のフィードバックなしに、いくらでもはいっていく。水、塩、砂糖などにも理論的な致死性はあるけれど、われわれの身体は、それだけの量を到底うけつけない。現実にはありえない理クツをもちだし、それとのアナロジーにおいて自己を正当化する——これは、詭弁以外のなにものでもない」

彼は消費者がおどろくような情報を暴く。

「……『週刊文春』（9／4）によれば、旭化成の岡本担三氏（食品事業部長）が、『業界としては、二年ぐらいまえから『安全委員会』をつくって、『使用基準』をきめようとしていたところです』といっている。グルタミン酸ソーダの有害性は、われわれにとっては、〝寝耳に水〟だったけれど、彼らにとっては、わかりきっていた事実であった。それを、いつどのような形で、無知なる大衆に知らせるかが、研究課題になっていたにすぎない」（平沢氏）

海外実験でカクゴを決める

業界がグルタミン酸ナトリウム（ＭＳＧ）について「安全委員会」を内密に設けていた、

という事実にはおどろく。これは、業界が「MSGは安全ではない」つまり「有害である」と認めていたにひとしい。

じつは、一九六九年、アメリカでMSGの有害性が、とりあげられたときのことだ。それは、オルニー博士ら一連の科学実験の結果への対応である。

「……そのあと『ネィチャー』『サイエンス』をはじめ、アメリカの科学雑誌では、これが一つのテーマになっていた。業界では、この傾向をみてとり、いずれはグルタミン酸ソーダがヤリ玉に上げられるとカクゴをきめ、ひそかに対応をねっていたのである」（平沢氏）

対外向けには「ゼッタイ安全！」を叫びながら、味の素社は、ふりかかる火の粉を必死で払い続けてきた。

いまや、たよるのは大衆の〝無知〟のみ……

追い詰められた味の素社

味の素社の「社史」にも、こうつづられている。

「……『MSG安全性問題』とは、アメリカを震源地として一九六九年に発生したMSG有害説と、その波紋のことである。(中略)この有害節は大きな注目を集めるようになった。火種は、その後の長きにわたりくすぶり続け、その間に味の素社が受けた有形無形の影響は計り知れないものがある」。

いやはや、〝敵〟ながら、お気の毒という気もしてくる。

しかし、それは、国民のみならず人類の健康と命にかかわる重大問題なのだ。

相手に同情しているばあいではない。

世界中の科学者たちから、MSG有害報告が次々に突き付けられた。

それを、同社は受難であると位置づけている。そうではない。世界のさまざまな科学現場から有害証拠が噴出した……ということは、MSGが致命的な「毒物」であるからだ。

なのに、味の素社は、「毒性」を認めようとせず、同社の最有力食品として世界的な販売戦略をごり押ししてきた。そして、いまやそれを〝アミノ酸〟と強弁している。

〝グルタミン酸ナトリウム〟という化学物質を、化学構造式も異なる〝アミノ酸〟と称して販売したら、これは詐欺犯罪である。

つまりは、味の素社は、そこまで追い詰められている。

「味の素は、MSGではなく、アミノ酸だ。だから安全だ」と必死で言い続けている。

海外の識者が、聞いたらソットーするだろう。

WHO勧告受け入れれば

「ここまで来たら、もうあとには引けない」

その気持ちも、わからないではないが、そもそもここまで来てしまったのも、同社の責任なのだ。東南アジア諸国の市民団体は、味の素の全面禁止を求めている。

平沢氏も「なぜ全面禁止にしないのか」という。

はじめから「〝毒物〟を食品に添加してはいけない」のである。

当初から味の素社が、海外研究者たちの有害性の指摘を真摯《しんし》に受けとめていたら、こうはならなかったはずだ。WHOなどの「勧告」を受けた時点で、徹底した「注意表示」「摂取制限」などを実行していれば、生きのびる道もあったかもしれない。

しかし、歴代社長からして「ゼッタイ安全！」を大声で連呼し、いっさいの批判をはねつけつづけて至ったのが、このありさま。「味の素は〝グルタミン酸ナトリウム〟ではなく、〝アミノ酸〟です」という、驚天動地の詐称にいたってしまった。

巨大企業として、恥ずかしくないのだろうか？

いまや、同社がたよるのは、大衆の無知のみである。

しかし、大衆は永遠に無知ではない。いつかは、かならず気づくときが来る。

そのとき、同社は、どうして生きのびるのだろうか？

次々に噴出するＭＳＧ有害学術報告

震源はオルニーショック

味の素社をおそった最初の衝撃は、メイヤー勧告であろう。

①メイヤー勧告：一九六五年二月に、トルコの研究者たちがグルタミン酸ナトリウムを投与したウサギで催奇形性を確認した、と学界報告をしている。

ついで、一九六九年一〇月二三日、ニクソン大統領の栄養問題担当顧問であったメイヤー博士は、全米婦人記者クラブの記者会見で、次の発表を行った。

「……ベビーフードには、ＭＳＧを使用しないよう勧告する」

この勧告は、一九六九年七月、オルニー博士がアメリカ上院の「栄養・食品委員会」で行った証言を採用しての勧告であった。

オルニー博士の実験は、マウス新生児にMSG投与（〇・五～四㎎／g体重を皮下注射）による脳視床下部の損傷を発見したもの。つまり、MSGは脳中枢を〝破壊〟した！

この衝撃実験は高く評価され『サイエンス』（1969／5／9）に掲載され世界に衝撃を与えた。

少量だから安全はまちがい

「……メイヤー勧告とオルニー証言は、一〇月二四・二五日に日本の新聞でセンセーショナルに報告され、日本の消費者に大きな衝撃と不安を与えた。日本化学調味料工業協会は、ただちに見解を発表した。

（1）オルニー実験は、並外れて多量のMSGを注射で与えたもので、この結果を調味料として使用されるMSGに適用することは、全くの誤りである。

（2）日本のMSGの使用量は、加工食品中に使用されている量を含めて、一日一人平均二グラムを経口摂取しているにすぎない」（社史より）

つまり、「オルニー実験は多量投与だから障害が出た。使用は少量だから問題ない」という論法である。しかし、これは、まちがいである。

「無毒性量」「一日許容摂取量」

動物を用いた安全性実験では、多めの量を投与するのが通常である。目的の一つは「無毒性量」（NOAEL）を確認することである。

「……多くの場合、長期反復投与試験の結果に基づいて、一日許容摂取量（ADI）を算出するが、NOAELが実験から求められるとは限らないので、このような場合には、推計学的手法を使ってNOAELを求める」（「日本薬学会サイト」）

では、「一日許容摂取量」（ADI）とは、何か？

まず、「無毒性量」を確認する。

これは「多くの動物実験の結果、健康にまったく悪影響が出なかった量」である（長期間食べ続けた場合や、妊娠中の胎児への影響についても実験を実施する）。

しかし、この「無毒性量」がＡＤＩ値になるわけではない。

この値の、さらに一〇〇分の一が「一日許容摂取量」と設定される。（図22）

その理由は「実験動物とヒトとの差や、子どもなど影響を受けやすい人と、そうでない人の個人差を考慮して、通常一〇〇分の一に設定する」のである。

つまり、動物実験で「まったく影響の現れない」量のさらに一〇〇分の一がＡＤＩに設定される。それは「人が毎日、一生涯、食べつづけても、健康に悪影響がない」と、みなされる量である。

つまり、ＡＤＩを割り出すためには、その一〇〇倍の「無毒性量」が必要であり、そのために、あえて一般的には過酷

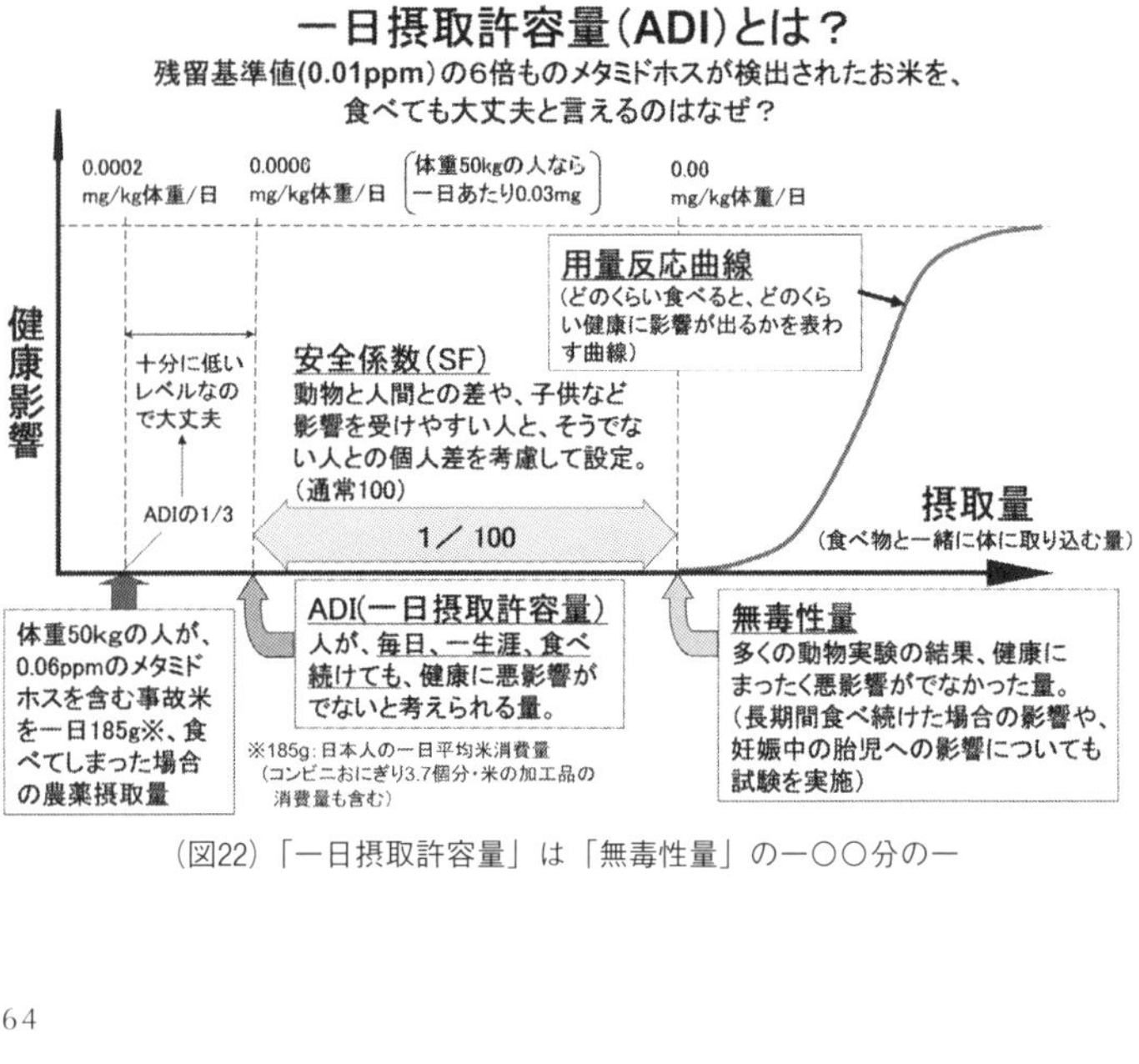

一日摂取許容量（ADI）とは？
残留基準値(0.01ppm）の6倍ものメタミドホスが検出されたお米を、
食べても大丈夫と言えるのはなぜ？
0.0002
mg/kg体重/日
0.0006
mg/kg体重/日
（体重50kgの人なら
一日あたり0.03mg）
0.00
mg/kg体重/日
用量反応曲線
（どのくらい食べると、どのくらい健康に影響が出るかを表わす曲線）
健康影響
十分に低いレベルなので大丈夫
ADIの1/3
安全係数（SF）
動物と人間との差や、子供など影響を受けやすい人と、そうでない人との個人差を考慮して設定。（通常100）
1／100
摂取量
（食べ物と一緒に体に取り込む量）
体重50kgの人が、0.06ppmのメタミドホスを含む事故米を一日185g※、食べてしまった場合の農薬摂取量
ADI(一日摂取許容量）
人が、毎日、一生涯、食べ続けても、健康に悪影響がでないと考えられる量。
※185g：日本人の一日平均米消費量
（コンビニおにぎり3.7個分・米の加工品の消費量も含む）
無毒性量
多くの動物実験の結果、健康にまったく悪影響がでなかった量。
（長期間食べ続けた場合の影響や、妊娠中の胎児への影響についても試験を実施）

（図22）「一日摂取許容量」は「無毒性量」の一〇〇分の一

量を実験動物に投与するのである。

ＭＳＧをめぐる有害性報告は、おどろくほど多岐にわたる。

第1章、第2章でとりあげただけでも、その多さにおどろくはずだ。

これらは、一九六〇年代後半から、七〇、八〇年代に、世界各国から明らかにされたものだ。

これら多様な毒性報告を受けて、世界の市民団体は「ＭＳＧ全面禁止」を求め、ＷＨＯも勧告で摂取注意を喚起したのである。

そして、味の素社をはじめ日本メーカーは、「適正使用量」表示に追い込まれた。

さらに――。

その後も、各国の研究者たちから、ＭＳＧをめぐり、新たな有害報告があいついでいる。

異常肥満：体重二〜三倍の超デブマウス登場

現代社会と重なる現象

注目すべきは、マウス実験で「通常の三倍以上」という驚異的な肥満体が出現したことである。実験観察を行ったのは愛知県、心身障害者コロニーに勤務する井上稔博士ら。

論文タイトルは『グルタミン酸ソーダによるマウス胎児の脳障害と精子発育異常』。

実験は、以下のように行われた。

「……大量のグルタミン酸ソーダ（ＭＳＧ）をマウス乳児に皮下投与すると、脳の視索前野と視床下部を中心に神経細胞の壊死がおこることはすでに知られている。乳児期に一〇日間ＭＳＧ投与を受けたマウスは体重が対照群の二倍近く増加し、体長は対照より一〇％短く、雌は不妊になった」（同論文）

ここまで、読んで思わず現代の日本を想像してしまった。いや、それは現代の人類全体にもいえるかもしれない。現代の地球人類は、その多くが肥満になやんでいる。

最近は、子どもでも肥満体の子が多い。

さらに増えているのが発達障害。そして、不妊症だ。

論文によるとMSGを投与したマウスに二〜三倍という異常な肥満体が現れた、という。

さらに、脳障害も観察されている。脳の障害は、即、発達障害、行動異常を引き起こす。

肥満、障害、不妊……これら三点の急増は、全世界にみられる異常現象だ。

そこにジャンクフードなどへの化学調味料MSGの乱用がかかわっている可能性がある。

オルニー実験を踏襲し観察

「……また、妊娠末期のマウスやラット母親に大量のMSGを皮下投与すれば、胎仔の脳にも、視索前野と視床下部を中心に障害がおこる。そこで本実験では第一にMSGによる胎仔の脳障害の頻度、程度と処理の発生段階との関連について検討し、第二にそれらの胎仔の出生後の発育状態について観察した」（同論文）

井上博士によれは、これは、オルニー論文で行われた手法を踏襲している。

私の取材に博士は明快に答えた。

「1969年『サイエンス』、『ネイチャー』に詳細に掲載されていますよ」

MSG投与による胎仔の脳障害は、想像以上にヒドイ。


「……結果は、胎生、一六、一七、一八日のいずれかの日にMSG処理した群でも、三、六時間後の胎仔の脳の視索前野と視床下部を中心に核濃縮と細胞の空胞化を示す障害がみられた。胎生一八日処理群では、母体を単位とする同腹児間で障害の程度に差が大きかったが、視床下部では弓状核、腹内側核および両核の間の部分に障害の広がる例が多かった。……」

つまり、MSG投与した動物すべてに脳障害が観察されている……。

二、三倍もの超肥満マウス

注目すべきは超肥満マウスの出現である。

「……同様に処理した母獣を自然分娩させ、子獣を育成したところ、胎生一八日MSG処理群では雄雌とも体重増加がいちじるしく、二〇週齢以上で対照群にくらべて有意に重かった。このうち雄二例はいちじるしい肥満を示し、対照の平均体重より標準偏差の三倍以上重くなった。また、この群では尾長が対照群より有意に短かった。交配実験で不妊の雌はみつからなかった」（同論文）

観察者の井上博士も、これにはビックリしている。

さらに、これら肥満ネズミは体重が二〜三倍なのに体長は一割ほど短い。

つまり、ズングリ、ムックリ体型。さらに、尾の長さは短い。

井上氏は、これら異常成長をうながしたのは、MSGによる脳中枢障害により、成長ホルモン分泌が狂い、異様な肥満体型のネズミが生まれたという。

ＭＳＧ誘発性肥満：さまざまなプロセスで、肥満が進む

あなたに心当たりは？

イタリア、ラトラ大学研究チームは、これを「ＭＳＧ誘発性肥満」と名づけている。以下の解説で、ＭＳＧ摂取は、さまざまなプロセスで、肥満を誘発することがわかる。

「……動物実験では、新生児のＭＳＧ摂取が、後に肥満発症のひきがねとなることが実証されている」「ＭＳＧ消費によりインスリン抵抗性、耐糖能の低下は、ＭＳＧを摂取するヒトの肥満発生を懸念させる」「ＭＳＧ摂取は、食物の嗜好性を高め、レプチンを介した視床下部シグナル伝達を乱し、潜在的に肥満につながる」「エネルギー消費バランスも乱れ肥満化する」「ＭＳＧが、インターロイキン－6、腫瘍壊死因子－アルファ・レジスチンおよびレプチンのマイクロＲＮＡ発現を誘発し、それが結果として内臓脂肪組織を増加

させる」

現代人が好む加工食品やファストフードは、化学調味料まみれだ。

その主成分ＭＳＧは、あらゆる実験で脳中枢を破壊する。そこは、ホルモン分泌の司令塔だ。そこを破壊されれば、成長ホルモンなどの分泌異常が起こって当然。それが、体長が縮む、体重が激増する……などの成長障害を起こしているのだろう。

ＭＳＧの脳内分布を観察

井上博士は、マウスに投与したＭＳＧが、脳内にどのような分布するか？

放射性同位元素をもちいて追究する画期的実験も行っている。

論文名は『マウス新生児にＣ－グルタミン酸ソーダ投与後の脳内放射能分布』。

「……マウスの新生児に、大量ＭＳＧを与えると、脳の視床下部などに限局性の障害がおこることが知られている。この原因について種々の研究がなされているが、ＭＳＧの大量投与は、脳全体のグルタミン酸をあまり増加させないといわれる。オルニーらは、マウスの新生児にＭＳＧを投与して、視床下部弓状核のグルタミン酸を測定し、一五分で二倍量にたっし、三時間後に最多値にたっしたが、対照とした視床外側核ではグルタミン酸はほとんど増加しなかった、と報告している。しかし、同様の障害は、視床下部のほか、網膜、視索前野、海馬、正中部などにもみられるので、それらの部域について、検討する必要がある」（井上博士）

放射線を発するＭＳＧは、Ｃ－ＭＳＧと呼ばれる。

脳内の放射能分泌を測定すれば、投与したＣ－ＭＳＧがどの部位に分布するかが観察できる。つまり、その部域がＭＳＧの毒性により冒されることになる。

分布と障害が一致した！

こうして、脳内の放射能分布を調べた結果、以上のことがわかった。

「……脳をのぞく頭部諸臓器にくらべて、脳内の放射能は弱かったが、すでに一五分後には網膜、水晶体、視索前野、視床背部、海馬、正中部、視床下部弓状核付近および側脳室

の脈絡叢をのぞいてＭＳＧによる限局性障害と一致した」（井上氏）
つまり、ＭＳＧ分布と障害分布が一致した。
これは、ＭＳＧによる脳損傷を決定づけるものです。
「……このような放射能集積は、一五分後から二四時間後まで、観察されたが、三六〜六〇時間後では、水晶体と網膜だけに強い放射能が残り、脳およびその他の頭部諸組織はほとんど均一に弱く標識されているにすぎなかった」（同）
これは、脳内の全域に侵入したＭＳＧが、三六時間から六〇時間で、排出、代謝されたものと思えます。
ただし、水晶体と網膜には強く残留しています。
これは、それだけＭＳＧ毒性が、眼に現れることを示しているのです。

緑内障：味の素をとるほど緑内障にかかり失明リスク！

目玉の中に食べた〝味の素〟⁉

これは、近年、弘前大学が行った実験です。

二〇〇二年、弘前大医学部の研究チームは、半年にわたって、ラットにＭＳＧを投与する実験を行いました。

その結果、ＭＳＧを多く食べるラットほど、緑内障にかかるリスクが高かったのです。

これは、先述の井上博士が行ったＭＳＧの残留分布と符合するようです。

脳内からは、ＭＳＧは排泄されているのに、網膜や水晶体など眼の組織には、いつでもＭＳＧが残留していたのです。それだけ、眼の組織はＭＳＧの毒性にさらされるのです。

同大は、医学界では緑内障の研究、治療で知られています。

ラットに化学調味料を与える実験を開始した動機は、緑内障の患者に硝子体（眼球を満たすゼリー状物質）の中にＭＳＧが増加していることが発見されたからです。

目玉の内部に、食べた〝味の素〟が残留していた……！

なんとも、ホラー映画みたいに不気味な話ですね。

食べたネズミほど蓄積する

食事が眼球内のＭＳＧ濃度に、どう影響するか？

研究チームは観察のため以下の実験を開始。それは、まず二つの食事を準備しました。

（Ａ）「普通の食事」（一〇〇ｇ）、（Ｂ）（Ａ＋ＭＳＧ一〇ｇ）、（Ｃ）（Ａ＋ＭＳＧ二〇ｇ）。
＊ＭＳＧは、市販の卓上「うまみ調味料」を使用。
三種類の食事エサを与えるラットを各々二一匹に分ける。

一か月、三か月、六か月後に、ラットを物理化学的に観察した。

その結果は――
（１）Ａ群ラットと比較して、硝子体中のＭＳＧグルタミン酸の増加した蓄積が、Ｂ群、

C群で発見された。
（2）BとC群ラットの網膜神経層の厚さは、A群より、かなり薄かった。
（3）DNA損傷が、B、C群のラットの網膜神経節細胞に発見された。
（4）B、C群ラットは、A群と比較して、網膜の内部層にグリア繊維性産生タンパク質（GFAP）の発現が多く観察された。
このGFAPレベル増加は、緑内障患者の網膜で発見されている。

網膜細胞が破壊される！

これら結果から、弘前大チームは、こう結論づけたのです。

「……多量にグルタミン酸ナトリウムを含んでいる食事を食べると、（眼球の）硝子体中のグルタミン酸濃度が高まり、網膜細胞が破壊されるかもしれない」

網膜破壊とは、即、失明を意味します。

さらに、以下も考察しています。

「……グルタミン酸ナトリウムの過剰摂取が、西洋の国々より、日本で多くみられる正常眼圧緑内障に関連しているかもしれない」

本書92ページでも述べたが、緑内障は「眼の成人病」とも呼ばれ、日本人の最大の失明原因となっている。潜在患者数は四〇〇万人と推定されている。

高齢者にとっては、明日はわが身かもしれない。そして、失明の最大原因とは……？

それが「味の素のとりすぎが原因だった」……。

視力を失った方々は、ただ愕然《がくぜん》とするだけでしょう。

以上、知らされないことの悲劇が、ここにもあります。

（郡司和夫著、ブログ『ビジネス・ジャーナル』参照）

認知症：脳内にグルタミン酸が異常に蓄積！

食べた神経毒が脳に蓄積

認知症の発症にも、味の素のとりすぎが関係しているようです。

「……認知症の増加あるいは、若年化が深刻な社会問題になっていますが、平成のはじめ、広島大学医学部で、遺族の了解をとり、認知症で亡くなった患者の脳を解剖したところ、脳細胞から異様にグルタミン酸が多く発見されたそうです」（郡司和夫氏　前出）

これは、インスタントラーメンなどで日常食べたグルタミン酸ナトリウム（ＭＳＧ）が脳に移行し、グルタミン酸とナトリウムに分解し、蓄積していったのでしょう。

ＭＳＧの脳を損傷する有害性は、数多くの研究者が実証しています。

「味の素は脳を破壊する」は、もはや過激な表現でもなんでもない真実なのです。

「……ラーメンをはじめとして、当たり前のように、化学調味料の食品を子どもたちに食べさせているお母さん、お父さん。化学調味料の本当の姿を知ったら、通常のラーメンなど、とても可愛い子どもたちに食べさせられなくなるでしょう。ラーメンを食べさせるなら『無化調』（化学調味料無添加）にすべきです」（同）

MSG興奮毒性で認知症に

「MSGが認知症を引き起こす」と断言する医師もいる。

「……過剰なMSGは脳内に蓄積し、NMDA受容体に作用する。結果、細胞内にカルシウムが流入し、神経細胞にダメージを与え、細胞死をひき起こす。このMSGの興奮毒性が、脳卒中、自閉症、ALS（筋無力症）、アルツハイマー病などを引き起こす」（「ナカムラクリニック」院長ブログ）

中村篤史院長は、硬骨漢のようだ。ズバズバ、真実を書いている。

認知症には、予防法がある、という。

「……栄養療法的には、ちゃんと防御方法があります。MSGがNMDA受容体に結合すると、カルシウムチャンネルが開いて、細胞内にカルシウムが流入するわけだが、このチャンネルを〝閉じる〟方法がある」

亜鉛とマグネシウムを！

以下、じつに明快なアドバイスだ。

「……それは亜鉛とマグネシウムだ。これらのミネラルには、神経の興奮を抑制する作用があって、いわばMSGの〝毒消し〟として作用する。その他、タウリンやビタミンB6も毒性の緩和に役立つ」

「ぎゃくにひかえるべきサプリは、カルシウムとグリシンである。グルテン（小麦などに含まれる）は、体内でグルタミン酸に変換させる。グルテン不耐症の人は、グルタミン酸不耐症ともいえる。粗悪なパンや大豆の過食は、こうして炎症を引き起こすから、ひかえるのが賢明だ」

「アスパラギン酸（アスパルテームの原料）も、カルシウム・チャンネルに作用して神経を興奮させるという。ＭＳＧと同じ機序で、体に悪さをする。人工甘味料の入ったガムとか、フリスクの類いは、極力さけるのがいい」

認知症とマグネシウム不足の関係は、エビデンスとして相当堅い。

「両者の間に、ＭＳＧ摂取量もからんでいるんじゃないか、と思うんだけど、そういうことをハッキリ示している文献は、見つからなかった。でも、毎日、健康習慣として、マグネシウムのサプリは、とって損はないと思うよ。とるなら、とくにクエン酸マグネシウムがいい」

硬骨院長、参考になりました！

死亡例：モルモット実験で一三匹中九匹が死んだ

対照群は全匹元気だったが

ＭＳＧを投与すると脳細胞の破壊だけでなく、全身の臓器に悪影響が出ます。さまざまな疾病、症状はその現れにすぎません。臓器がＭＳＧの毒性に〝悲鳴〟を上げているのです。そして、その毒性に耐えきれなくなった個体には死が訪れます。

神戸女学院大学の勝部正治教授が、「ＭＳＧが肝臓におよぼす影響について」論文を書いています。それによれば、体重一kgあたり一ｇのＭＳＧを投与したモルモットは、二九日間で、体重が三〇ｇも激減した。そして、一三匹のうち二匹が死亡した。

投与量を二倍の二ｇにすると、一三匹中九匹は死んでしまった。

これにたいして、いっさいＭＳＧを与えなかったモルモットは、二九日間で体重が一五ｇも増加し、死亡例はゼロだった。

一三四中九四とは恐るべき致死率です。

キレる：突然、怒る人とＭＳＧとの関連性

赤ちゃんから老人まで三g

「ＭＳＧ――『キレる子ども』『凶悪犯罪』と食の崩壊を結ぶ点と線」

これは、月刊『財界展望』（２００３／12）に掲載された記事の見出し。筆者はジャーナリストの山田勝氏。

最近増えている「キレる」子どもたちや、「凶悪犯罪」と化学調味料（ＭＳＧ）との関連を考察したものです。

山田氏は「日本人は、乳幼児から老人まで含めて、年間で一人あたり平均、約一kgも食べている」という。それは、一日換算で約三gとなる。

ここで、ＷＨＯの「勧告」を思い出してほしい。その「安全基準」は成人（体重五〇kg）で六g。日本人は平均でも、その半分のＭＳＧを毎日摂取していることになる。

わたしのようにベジタリアンで、化学調味料はいっさいとらないよう注意している人も多い。

しかし、身のまわりには、なんでも気にせず、モリモリ食べている人が、じつに多い。

そんな人は、おそらく毎日六g以上はＭＳＧを摂取しているはずだ。

知らない間に神経毒物漬け

グルタミン酸ナトリウムは、大脳生理学の分野では、神経毒（ニューロ・トクシン）とよばれている。その神経毒性とは「脳細胞破壊」「興奮毒性」などであることは、これまでに述べた。さらに、克明なアンケート調査でも、味の素を使う家庭では「イライラする」などの不安定な精神状態を訴える家庭が多かった。

ＭＳＧの神経毒性を十分にうかがわせる調査結果だ。

日本人全体でも、この神経毒ＭＳＧの摂取量がしだいに増えている。

「アミノ酸等」などの表示で、ごまかされているが、ほとんどの加工食品にＭＳＧが添加されているからだ。

だから、知らないうちに日本人は、神経毒物漬けになっている。

山田氏は、不気味な現実を指摘する。

「……ここに、一つの統計資料がある。『受療率』という数値だ。厚労省が現在は、三年に一度行っている『患者調査』というのがある。これは、年の決められた一日に、全国の医療施設を、入院、外来を含めて、どれだけの人数の人が、どんな病気で利用したかを調査したものである」

MSG増加と重なる精神障害

「受療率」とは、それを人口一〇万人あたりに換算した数値だ。

（図23）を、見比べてほしい。

上図の太線が「精神・行動障害」の患者数だ。まず昭和三〇年（一九五五年）に比べて右肩上がりで急増してることにゾッとする。平成一二年（二〇〇〇年）までの四五年間で、七五人の患者が、約四〇〇人と五・三倍に増えている。

そして、下図はMSGの国内生産量の伸びを示す。昭和四五年（一九七五年）まで右肩

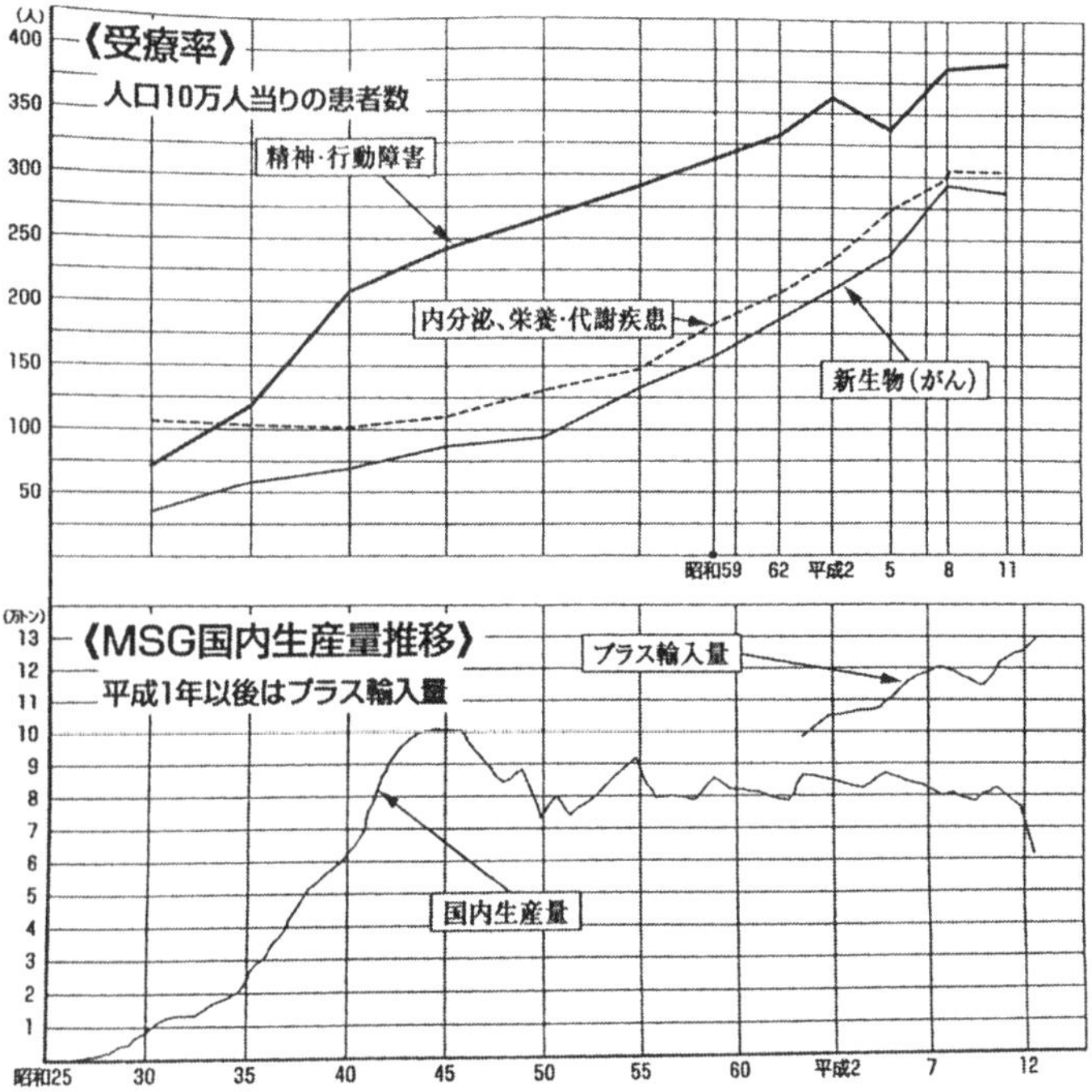

（図23）MSG（味の素）生産に比例して精神・行動異常も増加

上がりで急増している。昭和四五年から右肩下がりなのは、ＭＳＧ工場が海外に移転したからだ。

だから、消費量が減っているわけではない。

さらに、内分泌・栄養・代謝疾患やガンも右肩上がりだ。

山田氏は、これらの異常な伸びとＭＳＧの消費増加との因果関係を疑う。

「……昭和三〇年のガン患者は三六人（人口一〇万人当たり）。それが平成一一年には二七七人。四五年間に約七・七倍に増えている」「そこでＭＳＧが影響を与えるのではないか、と『有害説』を唱える人たちが懸念している」（山田氏）

彼も、私と同じ疑念を抱いている。

長期毒性はだれもわからない

「……脳（精神障害）と内分泌（ホルモン異常）と新生物（ガンなど悪性腫瘍）の受療率の推移をグラフ化し、ＭＳＧの国内生産量プラス輸入量のグラフと重ね合わせてみたのが（図23）である。不気味なことに、非常に似通った曲線を描いており、たんなる偶然とばかり思えない奇妙な符合を示している」（山田氏）

むろん、山田氏も私も、これら疾病の原因がMSGだけによるとは、毛頭、考えていない。大気や水質、土壌など環境汚染や農薬、環境ホルモンなど、身体に害する要因は、数限りなくある。しかし、日本人が毎日、平均して約三gも食べている（食べさせられいる）MSGにも、本書で警告するような数多くの毒性がある。

それが、まったく日本人の心身に害していない――とは、考えられない。

そして、MSGについては「長期にわたり微量に摂取し続けた場合の安全性が完全に確かめられたわけではない。しかし、一時に大量摂取すれば毒になる、というケースは多かった。これは、安全説を支持する多くの学者も認めるところだ」（山田氏）

MSGの長期人体実験

そして、彼の不安は「キレる」子どもたち。理由なき「凶悪犯罪」の急増に向かう。

「……食の栄養バランスが崩れれば、当然、大脳にも悪い影響を与えるだろう。『キレる子どもたち』や『凶悪犯罪』とも決して無関係ではない。最近の凶悪犯罪は、通常の判断では理解しがたいものが多い。精神鑑定に付されるものもあるが、どうみても異常だ。警視庁によると、殺人、強盗、放火、強姦、略取誘拐といった凶悪犯罪の件数は、平成元年の八七九五件から、平成一四年には二万二二九四件（二・五三倍）に激増中だ」（山田氏）

これは、日本人をモルモットにした〝人体実験〟そのもだ。

「まだ明らかにされていない長期・慢性的な、人体実験の結果が、今まさに検証されなければならない……」（山田氏）

悪魔の人工甘味料〝アスパルテーム〟

戦慄毒性！　やめろパルスイート

こちらは、番外編だが、触れないわけにはいかない。

それが、味の素社〝アスパルテーム〟である。

私は、それを悪魔の人工甘味料とよんでいる。商品名は「パルスイート」。テレビでは女優、黒木華が、爽やかな笑顔でCMしている。彼女が清純なだけに、悪魔の甘味料のCMに使われていることが痛々しい。

とにかく、世界中の研究者たちが指摘するアスパルテームの毒性の多さには、ただただ驚くしかない。

それを、まず列挙してみる。
(1)脳神経異常：ヒト摂取量と同率アスパルテームをマウスに投与した実験がある。その結果、脳下垂体ホルモンの神経系統に異常が確認されている。
(2)発ガン性：投与群は無投与群と、脳腫瘍発生に有意差あり。味の素社は、追試でも発ガン性を否定できなかった。
(3)ポリープ発生：分解物にも毒性がある。それにより子宮ポリープ発生を確認。
(4)目に奇形：統計的にも有為に発症している。
(5)体重減少：数多くの実験で確認されている。全身への毒性の現れだろう。
(6)骨格異常：これはMSGと同じメカニズムと思われる。
(7)内臓異常：肝臓、心臓、胃、副腎などに肥大、石灰沈着などが観察された。

(8)脳内伝達物質：これらに変化と異常が生じている。神経毒性を現す。

(9)脳障害児：妊婦がアスパルテームをとると異常児を出産する恐れあり。

(10)分解物毒性：代謝過程で分解された副産物にも毒性がある。

たとえば分解物ジケトピペラジンなどの安全性は未確認。代謝毒物の恐怖もある。

(11)フェニルケトン尿症：この患者がアスパルテームを摂取すると、致命的な影響を受ける。

MSGとタッグのペテン実験

MSGとアスパルテームは、悪魔の双子兄弟である。

「……科学なのか？　詐欺なのか？」と研究者たちをあきれさせた実験がある。

それは、MSGの〝安全性〟を〝証明〟するために仕組まれたペテン実験……。

一つの化学物質の安全性（有効性）などを立証するためには、比較対照の〝偽薬〟（プラシーボ）を用いる。

普通は、小麦粉のように安全無害の物質を〝偽薬〟として用いる。

比較して、試験薬のほうに「異常」が出れば、それが危険性の証明となる。

ところが……MSGの〝安全性〟を証明するために用いられた〝偽薬〟が、なんとアスパルテームだった……。

アスパルテームは、MSGとは〝悪魔の双子〟といってよいほど毒性は同じ。（図24）を見てほしい。MSGとアスパルテームの毒性はまさに〝双子〟……。

だから、MSGのコントロール（比較対照）としてアスパルテームを使えば、両者にほとんど差異はない。つまり、〝偽薬〟と同等。だから、MSGには健康障害はない……!?という〝結論〟を導くためのペテン実験なのだ。

しかし、こんな悪魔的な仕掛けにうとい素人は、コロリとだまされる。

〈苦情ファイル〉
これは1993年 LSRO/FASEB と、1988年 FDA による MSG とアスパルテームに対する消費者の苦情を比較したものの分布である。
すべての苦情のパーセント（%）

症　状	MSG	アスパルテーム
頭痛	21.0	19.3
嘔吐と吐き気	8.7	6.6
腹部の痛みやけいれん	4.6	4.9
疲労、弱り	3.2	2.8
不眠	2.8	2.6
視力の変化	2.7	3.4
活動力の変化	1.6	1.3

〔1993年７月21日　Wednesday Journal より〕

（図24）MSG とアスパルテームの毒性

ダイエット飲料で死にかけた

実際にアスパルテームを使用して被害を受けた人たちが続出している。

たとえばロンダ・ゲスナーさんは……。

「二〇〇〇年以降、謎の病によって、ひどい腹痛、そしてケイレンの症状に悩まされたいた。その後、さまざまな医療テストを受け、医師に会ったが、結局、原因は不明……（中略）生涯で最後になるであろうお別れパーティを開こうと計画していた。しかし、パーティの三日前、医師から多数の硬化症を患っていると診断され、そこで、ようやく『ダイエット飲料』に多く含まれていた『アスパルテーム』という成分が原因であると判明した。その後、ダイエット飲料の摂取をやめると、車椅子なしでも、歩行することができるようになる。さらに、二四錠のクスリも一錠に減少した……」

（ロンダさんツイート参照）

彼女は、アスパルテームの毒性を調べ、ツィートで発信、警鐘を鳴らしている。

「……米国食品医薬局（ＦＤＡ）でも、この成分は毒性がある、と指摘しています。さらに、アスパルテームは体液に溶けやすく、身体中を移動することで細胞内に沈着するため、これが蓄積することにより、健康上、何らかの問題を発生させるという。症状がひどいばあいは、最悪、死にいたる恐ろしい成分です」

化学兵器目録に載った猛毒物

「……この化学物質アスパルテームは、ペンタゴン（米国防総省）の化学兵器目録にも載せられていたこともある〝危険物〟です」

警告するのは、スウェーデン在住の食品批評家アキコ・フリッド氏。

「……『甘さは砂糖の一八〇倍、カロリーは砂糖の二〇分の一』なんていう宣伝文句に惑わされてると、とんでもない毒を、大切な自分の体にもることになってしまいますよ」

彼女は、ショッキングな事実も明らかにする。

「米国食品医薬品局（FDA）には、アスパルテームに関する一万件以上の苦情が寄せられ、アスパルテームが原因で起こった疑いのある九二もの症状が報告されています」

たとえば――「頭痛」「めまい」「ゆううつ」「不安感」「視力喪失」「網膜剥離」「物忘れ」「イライラ」「節々の痛み」「聴力喪失」「動悸」「吐き気」「不眠症」「耳鳴り」「慢性疲労」「平衡感覚喪失」「筋肉けいれん」「膝下の感覚喪失」「味覚喪失」「体重増加」「不明瞭

な発言」……などなど。

「心臓病の人は、とくに警戒を！　アスパルテームの成分により、急に動悸が激しくなることがあり、心筋梗塞や心臓マヒを起こす原因になります」（フリッドさん）

（『BE－ALL』1998年5月号）

国防総省の化学兵器リストに載ったような〝毒物〟が人工甘味料「パルスイート」に化けている……！　あたまがクラクラしてきます。

このように恐ろしい〝毒物〟が人工甘味料として、今日もテレビCMされている。

政府は公認し、新聞、テレビは、一言もそれに触れない（触れた瞬間にクビが飛ぶ！）。

この日本社会の現実もまた……恐ろしい……。

第5章

「ノー！　MSG」海外の声を聞け

もはや、ナチュラル・フードがあたりまえ

日本で「化学調味料」を書くと飛ばれされる

「毎日」T記者の悲劇

「味の素は、アブナイ」と言っても、日本の人はキョトンとしています。

「そんなの、だれも言ってないよ」と笑います。

それも、当然でしょう。味の素社は、日本でもトップレベルの超巨大企業。味の素に不利な情報を流すことは、日本のマスコミでは、絶対タブーです。

だから、テレビや新聞でも、味の素どころか、化学調味料批判の記事すら、一字一句見ることありません。

いやでも毎日新聞のT記者を思い出します。

わたしは、若きころ、アメリカの市民活動家ラルフ・ネーダー氏にあこがれていました。

当時は、学生運動が盛んで、キャンパスは立て看が林立し、さまざまな色のヘルメット姿にゲバ棒の活動家たちがバッコしていました。そして、たびたび起こる凄惨な内ゲバ……。ときには死人すら出る目前ののしり合いに、わたしは、失望感を深めていました。

そのとき、アメリカの若き弁護士ラルフ・ネーダーの活動を知ったのです。

「市民参加で社会を変革しよう！」

彼のスローガンに感化され、わたしは日本消費者連盟にフルタイム・スタッフとして参加。連盟の活動はネーダーイズムを踏襲した告発型消費者運動でした。

「A社が抗議に来てるんだよ」

「矢文」と称する公開質問状を企業に送り付ける。そして、文書での回答を求めます。それまでの消費者運動といえば、主婦連に代表されるオシャモジ型と呼ばれるものでした。わかりやすくいえば〝陳情型〟です。

連盟の〝告発型〟は、ひっきりなしに記者会見を行います。

だから、各社、常連の記者さんが中目黒の連盟事務局を訪ねて来るようになりました。

そんな中に毎日新聞、家庭欄のTさんがいたのです。秋田出身のTさんは、破顔一笑の笑顔が素敵な人でした。われわれ、若手スタッフにとって、兄貴のような存在でした。

あるとき、Tさんが毎日新聞で生活家庭欄から〝飛ばされる〟という事件が起きた。

聞いてみると、次のようなことが起こった、という。

Tさんが家庭欄に次のような記事を書いた。

「化学調味料は、幼い子どもにはひかえましょう」

すると、突然、デスクから呼びつけられた。

「なんでこんな記事を書いたんだ？」

「オルニー博士が研究で指摘しています。WHOも勧告してますよ。すべて本当のことじゃないですか」

Tさんは、真正面から淡々と反論した。するとデスクはこう苦々しく言った。

「本当のことはわかってるヨ。……今、A社が来てんだよ」

本当のことは書けない、書いてはいけない

六年も飛ばした懲罰人事

その後、Tさんが受けた〝処分〟は信じられないものだった。いっさい、原稿を書くことのない「ラジオ・テレビ欄への出向」。つまりは、窓際へ追いやられた、見せしめ人事。この〝懲罰〟は、六年ほどに及んだ。

久しぶりに会ったTさんは、まったく変わりはてていた。髪はまっ白で、やつれていた。なんども心臓発作を起こしたという。

思い切って聞いてみた。

「Tさんが、飛ばされたのは味の素の圧力だと言われていますが、本当ですか？」

「本当だよ……」。Tさんは、はっきり言い切った。

しかし、化学調味料について、ただ、読者の健康を思って、本当のことを記事に書いた

だけで、味の素社の圧力で六年間も飛ばされるとは……。

圧力をかけた味の素社も恐ろしいが、圧力に怯えて有能な記者を切った毎日の姿勢も、恐ろしい。

「……日本のマスコミに言論の自由などないんだな」

若きわたしは、痛感した。また、スポンサーという力をかさに、非道、無慈悲にことを行った味の素社に対しても、底知れぬ怒りを覚えた。

滑稽どころかばかばかしい

このように日本のマスコミは、腐りきっている。

記者たちは、巨大スポンサーの圧力に日々おびえビクビクしている。

わたしには、一〇〇人近い記者の友人、知人がいた。彼らの口グセは、決まっていた。

「……本当のことは書けないんだ」

さらに、こう続ける奴もいた。

「オマエは、いいなぁ。本当のことが書けて……」

こんな、「本当のことを書けない」新聞をあなたはとっている。

そんなこととはツユ知らず、律義に、毎朝、新聞を開いて隅から隅まで目を通している。

それで、世の中の動きがわかっていると思い込んでいる。

まさに、サッカクである。バカじゃなかろうかと思う。

しかし、本人は、死ぬまでそのことに気づかない。

まさか「新聞記者が本当のことを書いていない」など、夢にも思わない。そして、安心し、少しばかり知識人を気取っている。コッケイを通り越して、ばかばかしくなる。

わたしが、消費者運動に身を投じたのも、そんな世の中の風潮がつくづくイヤになったからだ。

〝食〟破壊者が食文化を〝守る〟とは…⁉

文化で〝味の素〟を売れ！

「……これからの企業は、企業文化を打ち出していかなければならない」

これは、一九八〇年代半ば、当時の味の素社の歌田勝弘社長の持論。

そのため、国内外でも広告戦略を重視している。

「われわれブランドメーカーにとって、企業文化はやはり最高のマーケティングである」（歌田社長）

いいかえると巧みに……文化事業で、化学調味料を売り込む……という戦術です。

その手法は、現在でも受けつがれています。

東京オリンピック二〇二〇を狙った「勝ち飯」戦略などが、それです。しかし、神経毒物を添加した食事を「オリンピック選手たちに（強制的に！）食べさせる」と大々的キャンペーンをしているわけで、その勇気には寒心します。

わたしは、かつて同社の企業戦略を次のように批判しています。


「……味の素も一九八〇年から『食の文化シンポジウム』を毎年、開催、企業イメージの向上に努めてきた。将来は数万冊の食に関する文献やビデオライブラリーを備えた『食の図書館』を作る予定という……」（月刊『Ｔｈｉｎｋｉｎｇ』１９８６／５）

暴力団が平和を唱える⁉

自然界には、存在しない〝白いインベーダー（ＭＳＧ）〟で、伝統の食文化を破壊してきたのが味の素社である。その文化〝破壊〟者が「食の文化」をうたっている。

なんとも奇妙な光景ではある。暴力団が平和の祭典を催すようなものではないか。

しかし、同社の文化戦略は、そんなことは、いっさいおかまいなし。

文化企業のイメージがアップすれば、それでいい。その戦術は当時から巧みだった。

わたしは批判を続ける。

「……社長の財界、文化人の間の顔の広さ……。歌田社長は、『奇牛会』なる集まりを開いているが、その顔ぶれを見ると、同氏の各界への顔の広さ、すなわち影響力のほどがうかがえる。たとえば、豊田章一郎・トヨタ自動車社長、伊東昌寿・東レ社長、石川六郎・鹿島建設会長……等々のそうそうたるメンバーの他、山内大介・毎日新聞社長などのマスコミ人、さらに松山善三・映画監督、丸谷才一・作家、江崎玲於奈・物理学者、荻昌弘・映画評論家……と、まさに多士済々。これが、たんなる『仲良し会』ではないことは、『食の文化シンポジウム』に、荻昌弘を起用していることからもわかるとおり、同社の文化活動や経営活動におこたりなく利用されている」(同)

環太平洋を侵略!〝味の素〟帝国主義

アジア市民は黙っていない

まさに、わが世の春……。それも、日本国内では、味の素批判などタブー中のタブー。

マスコミで、批判記事などいっさい不可能だった。

それは、先述「毎日新聞」のT記者が受けた仕打ちでもわかる。化学調味料の記事を書いただけで、飛ばされた。その言論弾圧は、まさにファッショそのものだ。

味の素社は、この国内での余勢をかって、東南アジアにも果敢に打って出た。

それが、「環太平洋支配構想」である。

まさに、かつての大日本帝国ならぬ、味の素〝帝国主義〟……。

しかし、同社の目論見は大きく外れていた。

東南アジア諸国の市民やメディアに、言論封殺は効果がなかった……という点である。

東南アジアで、最大級の影響力をもつマレーシア、ペナン消費者協会（CAP）の徹底したアンチ〝味の素〟キャンペーンを前に、同社は苦戦している。

CAPは世界各国の科学研究報告のエビデンス（証拠）を突き付けて告発している。

それにたいして同社は「ウソだ」「デタラメだ」と感情的に反発するだけ。まるで科学論争になっていない。

〝食〟の「大東亜共栄圏」

味の素の世界戦略は。一九八〇年代にさかのぼる。

当時の歌田社長はこう豪語した。

「……今世紀末までに、環太平洋を支配する！」

まさに、〝食〟による「大東亜共栄圏」の野望……。

味の素帝国主義が、東南アジア各国に撃ち込んだのは、砲弾ならぬCM爆弾である。すさまじいまでの物量作戦……。

ターゲットとして狙いを定めた国には、販売促進キャンペーンとして、テレビ、ラジオで一日に三〇〜五〇回もCMを流す。また、「景品」を使った「オマケ商法」も盛んに展開された。このころ、東南アジアでは、「味の素」のほとんどが「小袋」入りで売られていた。一袋が八円ほど。その袋を一〇枚集めると、そのお椀のマーク入りグラスをプレゼント！　さらに、バスの横っ腹にも、あの「お椀のマーク」のネオンサインがキラキラ……。

道路沿いには、あの味の素容器をかたどった見上げるばかりの模型広告。まさに、これでもか、これでもかの物量作戦で攻勢に出る。東南アジアの人々の食生活は、アッというまに、〝白いインベーダー〟に飲み込まれてしまった。

ご飯に〝アジシオ〟ふりかけ

タイでは、道路沿いに屋台が店を連ねている。

そこでは、伝統の料理法は、味の素の怒濤《どとう》の侵略の前にふき飛んでしまった。

もはや、自然の食材の風味を生かした料理など、消え失せてしまった。

料理人は、めんのスープにスプーン山盛りのグルソー（グルタミン酸ソーダ）をぶちこむ。ビーフンなど、ふだんの料理に、主婦は三g入り「味の素」の袋を全部あけてしまう。おかずがないときは、直接、ご飯に〝アジシオ〟をふりかけて食べるという惨状だ。こうして、当時でもタイの人は、日本人の平均の約一〇倍もの「味の素」を食べさせられていた、という。


このころ東南アジア諸国の平均所得は、月約一万五〇〇〇円。そして、栄養失調による乳児死亡率は、日本の六〜七倍……。貧しい食事の材料の味をごまかすために、買わされる味の素で、さらに家計が圧迫される……という悪循環。

さらに、ＭＳＧは、さまざまな異常、中毒、病気を引き起こす。その有害性報告は、数えきれないほどだ。

味の素社ですら「とりすぎれば障害が起きる」ことを公式に認めている。

世界の食文化を見渡せば、伝統の調味文化が存在する。

この神経毒ＭＳＧは、その貴重な食文化と味覚と健康を破壊するだけである。

地上から追放すれば、世界各地で真の多様な食の文化の花が咲き誇ることだろう。

「味の素を全面禁止に！」アジア各地の声

「子どもに危険！」ＣＡＰの闘い

世界には、まだ自由の風が吹いていた。

日消連が交流を深めたマレーシアの「ペナン消費者協会」（ＣＡＰ）は、世界各地の消

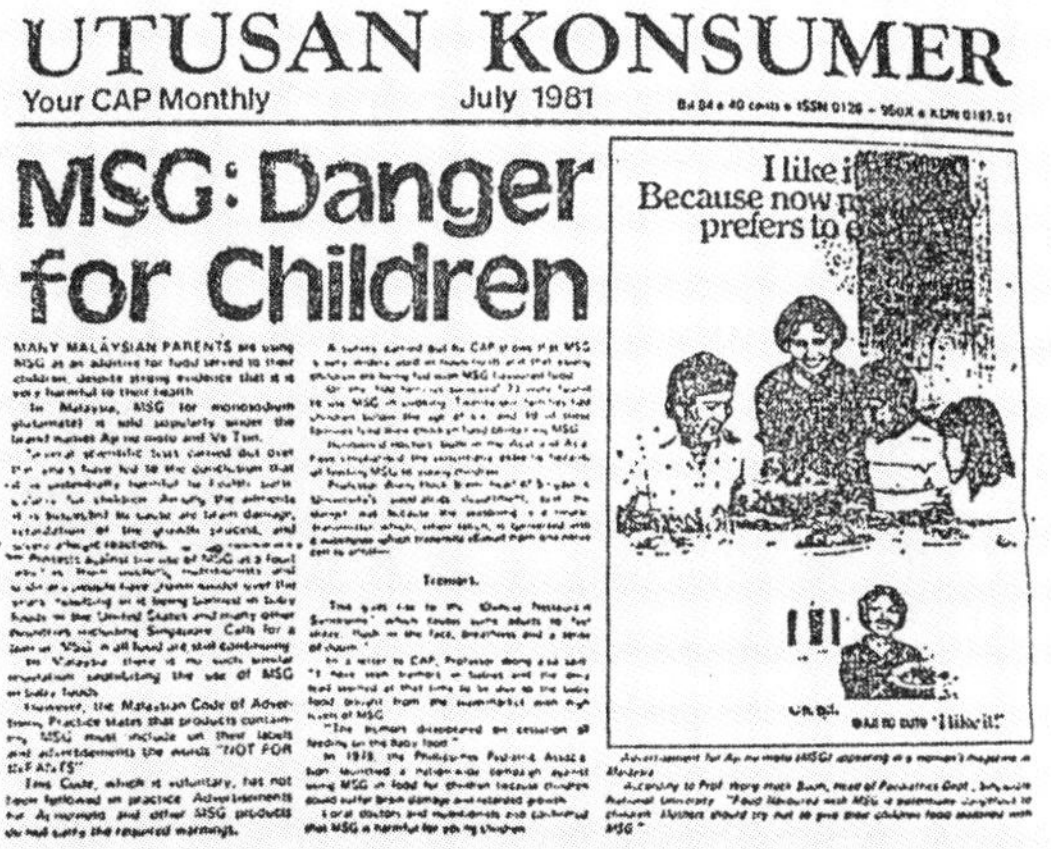

UTUSAN KONSUMER

Your CAP Monthly July 1981

MSG: Danger for Children

MANY MALAYSIAN PARENTS are using MSG as an additive for food served to their children, despite strong evidence that it is very harmful to their health.

In Malaysia, MSG (or monosodium glutamate) is sold popularly under the brand names Ajinomoto and Ve Tsin.

I like it! Because now ... prefers to ...

■「MSG（味の素）は、子供には危険」と、有害性を警告するマレーシアの 消費者団体の 新聞。（マレーシア消費者協会（CAP）の『ウタサン・コンシューマー』'81. 7より

（図25上）海外メディアは、毒性をズバリ指摘している

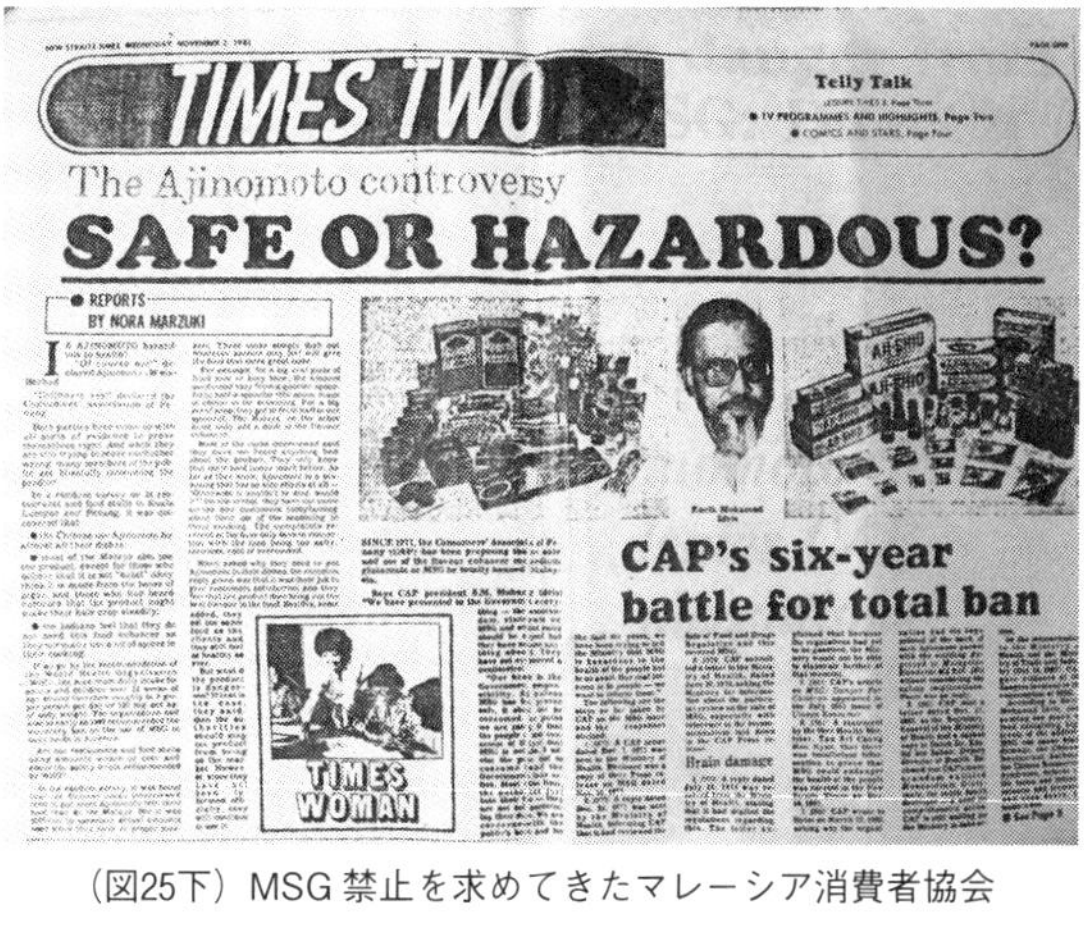

TIMES TWO

Telly Talk

The Ajinomoto controversy

SAFE OR HAZARDOUS?

● REPORTS
BY NORA MARZUKI

CAP's six-year battle for total ban

Brain damage

TIMES WOMAN

（図25下）MSG 禁止を求めてきたマレーシア消費者協会

費者グループの中でも、一頭、抜きん出ていた。

CAPは、〝南のラルフ・ネーダー〟と称賛されるアンワー・ファザール氏が率いていた。その機関紙もすばらしかった。

タイトルは『UTUSAN KONSUMER』（消費者の声）

その内容は、日本の大手新聞が顔色をなくすほど高度であった。

（図25上）は、その一面記事である。

「MSG：Danger for Children」（化学調味料は、子どもに危険）

日本の新聞記者が見たら卒倒するのではないか。

T記者を飛ばした毎日新聞トップに、この記事を突き付けてやりたい。

ここには、真のジャーナリズムがある。

しかし、日本には腐りはてたエセ新聞しか存在しない。

六年以上、全面禁止を求めて

CAPは、六年間にわたって、味の素社と闘ってきた。

彼らの目的は、MSGの全面禁止だ。その闘いを地元紙は詳細に伝えている。（『NEW

ＳＴＲＡＩＴＳ　ＴＩＭＥＳ』１９８３／11／２）（図25下）

大見出しは『アジノモト論争――安全か？　あるいは危険か？』。掲載されている写真は、すべて味の素社の商品。「ＡＪＩ－ＮＯ－ＭＯＴＯ」、「ＡＪＩ－ＳＨＩＯ」などの商品名が読み取れる。

これだけ、味の素や関連商品がマレーシアを侵略しているのだ。

「ＣＡＰは一九七七年からマレーシア国内でＭＳＧの販売・使用の全面禁止を要求してきた」と解説。中央写真は、ＣＡＰ会長のＥ・Ｍ・イドリス氏。全面禁止を求めてきた最大の理由は、ＭＳＧがとりわけ子どもの脳を損傷するからだ。

一九七七年には同国、厚生省に、全面禁止要求書を送付している。

そこには、ＭＳＧの有害性に関するＣＡＰの記者発表資料を添付している。

一九七八年、厚生省からの回答はＭＳＧに関する規制について、「それは表示はされているが、それ以上の規制措置は現時点ではむずかしい」という回答だった。

一九八一年、ＣＡＰは「ＭＳＧは子どもに危険」という記事を発表（『ＵＴＵＳＡＮ ＫＯＮＳＵＭＥＲ』）。同団体は、世界中からＭＳＧ有害性報告を収集し、矢継ぎ早に、政府に対して「全面禁止」を求めて運動を展開している。

その粘り強い不屈の闘志には、感心するほかない。

地球に広がる〝反味の素〟ネットワーク

WHO「勧告」を超える乱用

世界各国の消費者団体が結束したネットワークが国際消費者同盟（IOCU）。日消連もその加盟メンバー。このアジア太平洋事務局から、届いたリポート。IOCUならびにタイ・ボランティア・グループによりバンコクで開催される「反MSG会議」への参加呼びかけである。

「……国連のFAO・WHO合同委員会の書記官は、一九八五年一一月、MSG規制値の見直しを決定しました。それは、一九七三年来、実施されてきた基準値ですが、発展途上国のMSG一日摂取量は眼にあまり、全面的見直しが検討されています」

さらに、韓国でのMSG濫用の実態もリポートされている。

「……最近、韓国の消費者保護市民連合が、同国内のMSG使用の実態を調査報告しています。それによれば、国内で化学調味料の過剰使用と誤使用がまんえんしています。一人当たりの一日の平均摂取量は、三・四gにたっしています。さらに、一九%の家庭では、これより上回る量を摂取しているのです」

WHOは、成人一人当たりの安全基準を一日六gと勧告。しかし、韓国では、多くの人がこの基準を超えて摂取している恐れがあります。

倒れて救急車で運ばれる

CAPは、徹底した草の根運動を展開しています。

それは、自らの機関紙による情報提供です。

（次ページ図26）は、味の素による急性毒性（中華料理店症候群：CRS）で倒れて救急車で搬送されることもありうる、という警告イラストです。

それが、オーバーでないことは、第2章で述べたとおり。シンガポールの一流ホテルでで起こった中華料理店症候群パニックが、その神経症状のすさまじさを、物語ります。（52ページ参照）

ＣＡＰは、このように、誰にもわかるイラストで、ＭＳＧの毒性を解説しています。

（1）動物実験で「味の素」は成長や視覚障害をもたらす。

（2）妊娠している女性は注意！　ムクミの原因になります。

（3）ＷＨＯ「小さな子には、食べさせないように！」。

（4）「味の素」を、食べると腎臓に負担をかけます。

（5）「味の素」は加熱すると有害な物に変化します。

（6）ＭＳＧアレルギーの人は顔面のシビレなどに。

（7）非常に感受性が強いとゼンソク、呼吸困難に……。

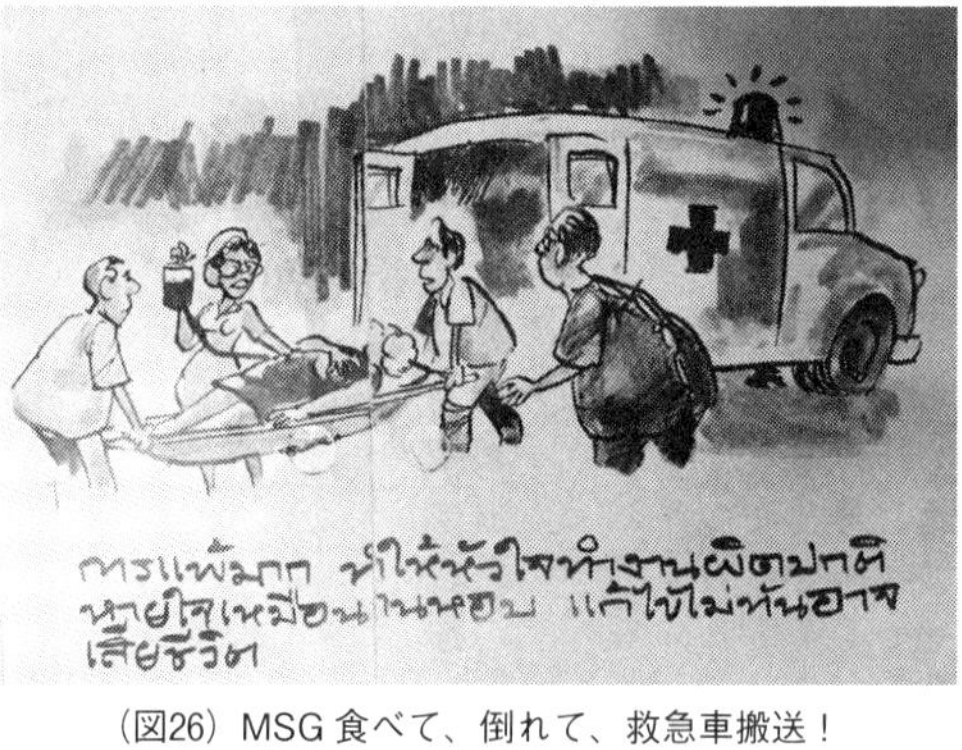

（図26）MSG 食べて、倒れて、救急車搬送！

「味の素で大きくなる」犯罪CM

東南アジアの人々が、先を争って、この〝白い粉〟を買い求めたのは、味の素社の犯罪的ともいえる広告〝洗脳〟があった。

そして大々的に展開していた新聞広告は、極めて悪質だった。そこには、ビックリする誇大広告も平然と載せられていた。日消連が入手した広告には、あきれ返る。

自転車にまたがった男の子が、こう言っている。

「ボクは（味の素が）好きだ！　ボクは君より大きくなるんだ！」（図27）

「……まるで、味の素をたっぷり使えば大きくなるような広告です。完全な不当表示です。こんな広告を日本で出せば、不当表示でいっぺんにやられます」

同連盟は、悪質な「不当表示」と断定、味の素社に「公開質問状」を出しています。

「……こんな広告がマレーシアの『ニュー・ストレイツ・タイムズ』紙（1980／1／1）に載っていました。香港で開催されたIOCU（国際消費者連合）のセミナー会場の展示室の壁いっぱいに貼ってあった不当表示例の中にあったもの。そこで一月二六日に、味の素社に〝矢文〟（公開質問状）を出すとともに、マレーシアのフセイン・オン首相に取締りを申し入れました」（『消費者リポート』1980／3／7）

しかし、消費者グループが、不当表示で味の素社を告発したことなど、ふつうの人々は知るよしもない。

この新聞広告を見れば、だれでも「味の素を子どもに食べさせれば、健康で大きな子どもに育つ」と信じてしまう。

だから、ご飯にアジシオを振りかけて、平然と子どもに食べさせてしまう。

日本でも、同社は「味の素を食べると、頭がよくなる」というデマキャンペーンを流して、売り上げを伸ばした。同じ手口で、今度は、東南アジアの人々をだましてきた。

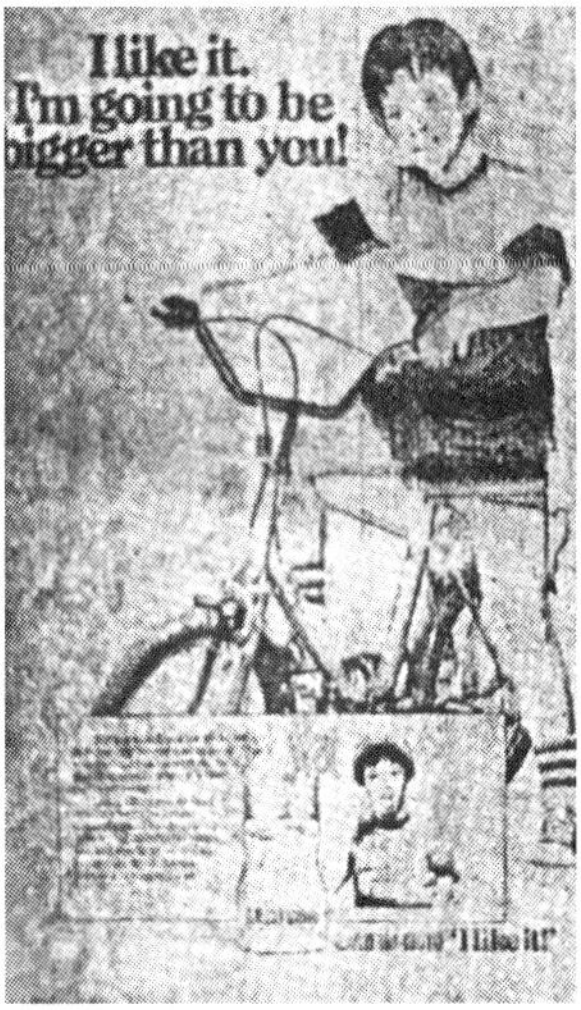

（図27）「ボクは味の素で君より大きくなるんだ」⁉

「味の素、ゴーホーム！」

しかし、目覚めた市民、消費者たちは、立ち上がった。

「ノー！　味の素」「ノー！　ＭＳＧ」を合い言葉に、反対キャンペーンはアジア全体に広がっている。

当時、フィリピン、マニラの有名な日刊紙は「味の素よ、ゴーホーム！　日本に帰れ！」と、写真入りで告発記事を掲載したほどだ。

さらに、マレーシアの有力消費者団体ＣＡＰも、ニワトリの実験などでその有害性を実証。機関紙で粘り強い反味の素キャンペーンを繰り広げてきた。

バングラデシュの『オブザーバー』紙（１９８５／１／７）も、こう報道した。

「……商品名『アジノモト』という調味塩を下味付けに使い続けると、体重減少の恐れがある。とりわけ、ビタミンＣが不足気味のときに顕著となる。この実験を行った学者たちは、政府に販売禁止を要求している」

全米消費者同盟（CU）も警告

世界の反味の素の動きは東南アジアだけではない。

アメリカからも火の手は上がっている。

同社は、一九五六年に、アメリカ味の素社を設立。それ以来、東南アジア、南米からヨーロッパ、アフリカにまで、破竹の勢いで販路を拡大し続けてきた。

その世界制覇の野望に「待った！」をかけたのが、アメリカの消費者団体である。

全米消費者同盟（CU）は、有名な『コンシューマー・リポート』を発行している。

客観中立の立場で行う商品テストは、国際的に高い評価を得ている。

その『リポート』（一九八一年一月号）に次の記事が掲載された。

「……〈中華料理店症候群をさけるために〉グルソー（MSG）に敏感だと思ったら、大量にこれを含む商品をさけることです」

さらに、CUは、商品テストした中華料理には、平均で約一gのMSGを含んでいた、と公表。「これは、あまりに多い量です」と結論づけ、警告している。

米国ベビーフードに禁止

ＷＨＯ（世界保健機関）とＦＡＯ（国連食糧農業機関）の専門委員会は、会合を開き以下を採択した。

「……一歳児以下の赤ちゃんを対象としたベビーフードへのＭＳＧの添加中止」を勧告。

これを受けてアメリカ政府は、即座にベビーフードへのＭＳＧ添加禁止を決定した。

ちなみに、世界の動きはほとんど日本メディアは黙殺した。超ビッグスポンサー味の素社がにらみをきかしている。まさに、一行一句、書けなかった。

だから、日本の母親たちも、このような動きをまったく知らない。だから、アメリカとちがって、日本のベビーフードにはＭＳＧ（味の素）入れ放題で、今日にいたる。

しかし、味の素社はこれらの逆風をものともせず知らぬ存ぜぬで、突き進んでいった。

ところが、その味の素社に、さらなる冷や水をかけるような事態《じゅったい》が出来《しゅったい》した。

それは、思わぬ方向から飛んできた。ターゲットとなったのは、本題の味の素（ＭＳＧ）ではなく、同社のもう一つの主力商品の化学調味料（イノシン酸ナトリウム等）。

米国食品医薬品局（ＦＤＡ）が、一九七八年、「貴社製造になる、これら化学調味料は、突然変異を起こす疑いが生じたので、製造中止すべきと考える」と勧告を突き付けてきた。

まさに、同社にとっては、泣きっ面に蜂である。

日本においては、このような味の素批判は、いっさい許されない。

だから、日本人だけは、一種の〝真空地帯〟に住んでいるようなものである……。

まず二つの「注意表示」を

東南アジアの消費者団体は、こぞってＭＳＧ全面禁止を求めている。

しかし、各国政府は、「……全面禁止は時期尚早」と慎重な姿勢だ。

それにたいして、消費者グループは、それまでの次善策として、以下の二点を各国政府に要求している。

（1）「味の素」容器に次のラベル「注意表示」を義務付ける。
「――最大摂取は一日六g以下とする。（体重五〇kg）」
（2）「乳幼児と妊婦には、使用してはならない」

これらは、いずれもWHO（世界保健機関）の「勧告」に基づくものです。

国連の「勧告」を、ただ「表示」するだけ。だから、すぐに義務化して当然です。

わたしは、日本でもすぐに実施すべき「表示義務」と確信します。

しかし、日本はMSGの存在すらごまかす「アミノ酸等」という犯罪的詐欺表示が、横行している……。

いまや世界最悪レベルの国に堕落しているのです。

途上国侵略で「国際貢献」「貧困支援」……？

官民あげて対外侵略

しかし、一方の味の素〝帝国主義〟は、二一世紀になっても、加速するばかり。

それを「国際貢献」「貧困支援」と、うたっているから、その感覚を疑う。

その対外攻勢を『日経新聞』（夕刊　2016／3／9）が一面で称賛している。

「味の素や明治…政府と組織」「途上国の商品市場、開拓」と大見出し。さらに「貧困支援と輸出増」と持ち上げている。

「……政府と食品大手は、アフリカなど途上国の食品市場を開拓するため、今夏に官民の新組織を発足させる。味の素、明治、キユーピー、日清食品ホールディングス、大塚製薬などが参加、政府は、戦略立案や相手国政府との調整を行う」（同）

正直に「戦略」と明かしている。

とても「国際貢献」や「貧困支援」など、期待できるはずもない。

「……年収三〇〇ドル（約三〇万円）以下の低所得層に、安く栄養価の高い食品を提供する」

いったい、どのようにして？

化学調味料たっぷり添加食品が、はたして「栄養価が高い」と言えるのか？

『日経』は、さらにこう続ける。

「……日本企業の進出や食品の輸出拡大、貧困支援で国際貢献につなげる」

またもや、疑問符が、頭の中をグルグルかけまわる。

味の素社がタイやマレーシアで行って来た販売促進キャンペーンをふり返ってみよ。

まったく不要有害な有害化学物質MSGを「体が大きくなる！」などの犯罪CMで、だまして大量に売りつけてきた。

それが、味の素社の販売戦略であった。

そのどこが、「貧困支援」なのか？「国際貢献」なのか？

伝統料理と健康を破壊する

その具体的な戦略を追ってみる。

「……第一弾は、年内にアフリカと東南アジアで立ち上げたい考え。安くて安全で栄養価の高い食品を提供するため、現地の食材を使って、食品の現地生産や、栄養状態を改善するサプリメント商品などを念頭に置き、対象国との調整を進める」（同紙）

「現地の食材を使って、食品の現地生産」とは、〝かれら〟お得意の食品添加物まみれの加工食品を大量生産する、ということだ。

さらに「サプリメント商品」など、現地の貧しい人々は、だれも望んでいない。

現地の人々に必要なのは、地元の伝統料理の習得である。

食の絶対原則がある――それが「身土不二」の教えだ。

生まれた土地の四里四方のものを食べて育てば、健康長寿で生きられる。

海外から〝侵略〟してきた連中には、伝統料理など、まったく頭にない。

〝かれら〟の頭にあるのは、いかに現地の食料資源を収奪するかである。

風土にあった伝統料理が破壊されたとき、恐ろしい健康破壊が起こる。

戦後、東南アジアからアフリカを襲った欧米諸国による〝食の帝国主義〟が残したのは、ガン、心臓病、糖尿病、脳卒中などだ。それらは、風土に根ざした伝統料理を破壊しつくし、欧米風料理で〝洗脳〟しつくした、無残な結果だった。

日本の現状も例外ではない。

この悲劇と過ちを、日本は、またもや官民上げてくり返そうとしているのだ。

有機農業と菜食指導こそ必要

「……年収三〇〇〇ドル以下の途上国の低所得者層は『ベース・オブ・ピラミッド』（BOP：ピラミッドの底辺）と呼ばれ、世界人口の七割、市場規模は五兆ドルに上る。成長余力の大きい『BOPビジネス』は、オランダなど欧米企業が先行している」（同紙）

購買力の乏しい人々に必要なのは、自給自立の生き方だ。

わかりやすくいえば、外食よりも内食。加工食品より自炊食品。自然な食材を、伝統的な方法で調理すれば、低い所得でも、健康な人生を送ることができる。

途上国の人々に必要なのは、外食や加工食に頼らない生きる知恵だ。

だから、もっとも彼らに必要なのは安全で自然な有機農産物の普及だ。

さらに栄養教育なのだ。肉食から菜食へのシフトが肝要だ。彼らに必要なのは、断じて欧米風の食文化ではない。ハンバーガーやフライドチキンなど論外だ。

わたしは『肉好きは8倍心臓マヒで死ぬ』、『フライドチキンの呪い』（ともに共栄書房）や『牛乳のワナ』（ビジネス社）などで、欧米型の食事の潜在的恐怖を指摘してきた。

途上国の人々から伝統料理をとりあげ、CMなどの〝洗脳〟で、これらの食事を押しつけるのは、間接的殺人にひとしい。

「……味の素と東洋水産もナイジェリアで共同出資で、即席麺事業に乗り出す」という。

それらは、MSGなど化学調味料まみれであることは、論をまたない。

菜食にくらべて肉食は五倍大腸ガンで死に、糖尿病で四倍死ぬ。フライドチキンで一〇年寿命が縮む。乳製品で骨折、ガンは四、五倍に増え、死亡率は倍増する……。

そんな「貧困支援」は悪夢である。

第６章

味覚破壊から健康、文化も破壊する

「食べまちがい」こそ人類、滅びの道……

「低品質の原料を調味料でごまかす」（味の素社）

粗悪原料を調味料でだます

「……低品質の（食品）原料を利用しながら、消費者のニーズを満足させる食品を製造するためには、調味料と、それを利用する技術が（将来）必要となってゆくだろう」

これは、味の素社、研究員、田崎某氏の論文です。（『食品と科学』（増刊229号）

味の素社は、ここでハッキリ「低品質の原料」と明記している。

それで「消費者を満足させる」ために「調味料」を用いる。

はやくいえば、粗末なモノを、調味料でゴマカシテ〝高品質〟にミセカケテ、消費者をダマシテ、利益を上げる。

ここには味の素社の「基本戦略」が、はっきり堂々と記述されています。

この論文で田崎氏があげた調味料の筆頭が、味の素（ＭＳＧ）です。

世界の味を破壊したＭＳＧ

「……舌は泣いている！　世界の味を破壊したＭＳＧ」（『暮らしの赤信号』№13、山田隆著　こみにて出版）

味の素の犯した最大の罪は、人類の〝味覚破壊〟かもしれません。
味覚はヒトという哺乳類にとって、きわめて大切な感覚です。
それは、目の前の食べ物が「安全か？」「危険か？」を判断するセンサーだからです。
自然がわたしたちにあたえてくれた感覚は、すべて生存のためのものです。
五感の視覚、嗅覚、触覚、味覚、聴覚……。
すべてが、生存のために不可欠な感覚なのです。
野生の動物にかぎりません。
たとえば、犬を飼っているかたなら、次のような光景をみたことがあるはずです。
飼い犬に、見慣れぬものを与えてごらんなさい。犬は、その珍しいものに顔を近づけてしげしげと見ます。視覚で、それが「安全」か、どうかを確認しているのです。

次に、クンクンと匂いをかぎます。嗅覚によるチェックです。さらには前脚でつついてみます。触覚でも慎重にためします。次はおもいきってパクリかと思えば、舌でなめて、首をかしげています。味覚センサーで、安全かどうかを確認しているのです。

それらのチェックをへて、ようやく「安全」と判断して、ガツガツ食べ始めるのです。

味覚はもっとも大切なセンサー

わたしが、食品添加物を批判してきた最大の理由は、添加物がこれら五感をごまかすからです。人工着色料、合成香料、凝固剤、人工甘味料……。

これらは、われわれが、本来持っている〝安全センサー〟をごまかします。

こうして、食べてはいけない〝危険〟なものが、口から体内に侵入してくるのです。

〝センサー〟でも、もっとも大切なものが味覚です。

山田博士（前出）は、MSGを「世界の味を破壊した」と告発しています。

味覚破壊の先には、健康破壊があるのです。

その先にあるのは、生きる気力をなくした病み、疲れた人類の姿です。

それは、まさに現在の地球の現状ではないでしょうか?

肥満、ガン、心臓病、糖尿病、脳卒中……さらに、さまざまな難病が、人類をむしばんでいます。これらの最大の原因が〝食べまちがい〟です。

その、〝まちがい〟を引き起こしたのが、味覚破壊なのです。

「味の素は、アタマがよくなる⁉」

料理にも漬物にもパラパラ

わたしが子どものころは、味の素のことを化学調味料と呼んでいました。

テレビの料理番組でも、かならず「ハイ、ここで化学調味料を入れましょうね」と、やっていました。だから、子ども心に、料理には味の素が必要なんだ、と思っていた。今、考えると、料理番組の講師も、味の素社の圧力で「言わされていた」のですね。まさに、

〝支配〟と〝洗脳〟は恐ろしい……。

当時は、料理番組どころではなかった。

もの心ついたときには、わが家の食卓には、この赤いキャップの味の素の小瓶が鎮座していた。それをどうするかというと、母親から父親、婆ちゃんまで、皿に漬物をのせると、パラパラと味の素をふりかけ、ついで醬油をかけて、食べていた。

だから、幼いわたしもそうした。

口の中で醬油と混じった味の素の粒がシャリシャリしたのを今もおぼえている。

これが、日本中の食卓の光景であった。そのとき、「味の素を食べるとアタマがよくなる」という話をよく聞いた。味の素は脳の栄養になるらしい。

このトンデモナイうわさの出所も、今は明らかになっている。

慶應大学の林髞《はやしたかし》という教授が、バラまいたウソのプロパガンダである。

「コメを食べると馬鹿になる」

ことのついでに、このトンデモ教授の罪状を、あばいておこう。

一九五八年、当時、慶大医学部の教授であった林は、『頭脳』という本を出版した。

さらに二年後に『頭のよくなる本』も。そこで、こう述べている。

「……コメを食べると頭が悪くなる」。さらに、こう主張した。

「パンを食べると頭がよくなる」

このイカレタ教授を、活用したのがアメリカである。

アメリカは、当時、対日小麦戦略という極秘プロジェクトを推進していた。

それは、拙著『食民地』（ごま書房）で詳述している。

この戦略を一言でいえば「日本人にコメを食わせるな。パンを食わせよ」であった。

さらに「魚を食わせるな！　肉を食わせろ」「みそ汁飲ますな！　牛乳飲ませろ！」

はやくいえば、国をあげての、日本人〝餌付け〟大作戦だった。

そこで、〝洗脳〟工作員として。アメリカ側の白羽の矢が当たったのが林教授というわけである。

〝洗脳〟のバックにはアメリカがいた

誤用学者の仰天〝迷演説〟

日本の小麦業界のバックにはアメリカがいた。

業界は、林教授を使って『米を食べると馬鹿になる』というパンフレットを作成。

さらに、高額の講演料をはらって林教授に全国講演行脚させた。

さらに、この〝洗脳〟本を売りまくり、その発行部数は、数十万部に達したという。

「粉食奨励を医学者の立場から、『科学的』に訴える林氏の見解は、厚生省や関連業界にとってはは頼もしい助っ人に映ったことであろう」（「NAVER　まとめ」）

林教授は、ついにはこうも叫んでいる。「日本は、水田を全廃して総パン食をめざせ」

まさに、物量作戦によるおそるべき〝洗脳〟プロジェクトである。

この流れで、林教授は「味の素を食べると頭がよくなる！」と、ブチあげた。

彼は、講演会場で、胸をはってこう演説した。

「……グルタミン酸ソーダ（MSG）は、ブレイン・メデシン（頭脳の薬）である！」

あぜんボー然、驚天動地の〝迷演説〟というしかない。

戦後の混乱期とはいえ、あまりにヒドすぎる。

しかし、当時の純朴な人々は、（わが家もふくめて）この「頭がよくなる」という教えを信じていた。だから、漬物がジャリジャリするほど、味の素をふりかけていたのだ。

林教授だけを責めるわけにはいかない。

昭和二〇年代の半ば、アメリカの有名雑誌『リーダーズ・ダイジェスト』に、次のような記事が載った。そこには、こう記載されていた。

「グルタミン酸ソーダは、〝ブレイン・メデシン〟である」

林教授は、これを受け売りしたものと思える。

つねに変わらぬ大衆〝洗脳〟

小麦業界ともども、味の素社にとっても、この「頭がよくなる」説は、まさに神風のようなもの。陰に陽に林教授をバックアップしたのは、まちがいない。

しかし、同社トップからは、社内に極秘で、次のように厳命されていた、という。

「『頭がよくなる』という言葉は、ぜったいに宣伝に使ってはイカン！」

つまり、味の素上層部は、「林説は、まったくのまちがい」であることは、とっくに承知。こうして、林教授は、一種のピエロとして使われた。

その〝珍妙〟なる説を信じて味の素をふりかけて食べていた大衆こそいい面の皮です。

「……林教授のグルタミン酸ソーダが、頭の働きをよくするという説が、世の中に広がり、そのために一部の家庭で、味の素をごはんにふりかけて食べるといった流行を引き起こしてしまった……さらに、当時のある幼稚園では、園児に、味の素を摂取させ、知能指数（IQ）の変化を測定するといったこともなされた……」（「NAVER　まとめ」同記事）

このように、御用（誤用）学者をつかった大衆〝洗脳〟は、つねに変わらぬ権力側の常套手段なのです。

その後、オルニー教授ら、数多くの研究により、味の素（MSG）は「脳細胞を破壊する神経毒物」であることが証明された。

「頭をよくする」どころが「頭を悪くする」。まさに、真逆でした。

林教授は、一九六九年に七二歳で亡くなっています。

これら一連の「味の素」有害論文を、知ることもなくあの世に旅だった。

その意味では〝幸せ〟な人生だったのかもしれません。

〝化学〟から〝うま味〟へ、イメチェン

ヘビの粉でできとる⁉

一九六九年、発表されたオルニー博士らの報告は、「頭をよくする説」を信じていた人々にも冷や水を浴びせました。

「味の素は脳を破壊する！」。これまで信じてきたこととと、まったく逆です。

これをさかいに、日本の食卓から、少なくとも漬物やごはんに、味の素をパラパラふりかける奇習は、ピタリやんだ。

それだけではない。人々は、密かに耳うちするようになった。

「……味の素は、ヘビの粉でできとるとヨ」「エー！　ほんとうネ？」

まさに、これは大衆〝洗脳〟のゆりもどし。

だまされた人々は、ぎゃくのうわさにまどわされた。まさに、これぞ〝都市伝説〟……。

これには、味の素社も頭を抱えた。さらに、同社にとって逆風があった。

それが、世の中の公害問題である。

新潟や水俣などによる有機水銀汚染を皮切りに、全国で、さまざまな化学汚染問題が、世間の関心を集めた。「化学物質」「合成農薬」「合成洗剤」……人々は気づいた。

「化学物質は有害だ」「化学汚染が人類を滅ぼす」「化学物質は人体に有害だ」

そこで、消費者は、ハタとめざめた。

目の前の卓上にある赤い帽子の味の素も「化学調味料ではないか！」。

「これも、アブナイのでは……」。

そんなときにオルニー教授らの「脳細胞破壊説」。

「……やっぱり」と消費者はナットクした。安全説から危険説へ――。

〝UMAMI〟で世界戦略

それまで、〝化学〟といえば、「化学繊維」などプラスイメージがあった。

それが、一転、マイナス・イメージとなった。味の素社のとった対応は素早かった。

それまでの通称〝化学調味料〟という用語を全廃とした。その勢いで「食品」の「原材料表示」であった「化学調味料」という単語を追放した。まさに、恐るべき政治力。

かれらが、代わりに考案したのが「うま味調味料」である。

かれらは、以来、ことあるごとに〝うま味〟を連呼して、今日にいたる。

現在にいたっては、〝UMAMI〟と、国際用語に仕上げてしまった。

たいした戦略ではある。

いわく「〝うま味〟は、日本の伝統食である和食独特の味わいである」。

さらに、続ける。

「それは、出汁（だし）の文化から生み出されたものである」。つまり、味の素（グルタミン酸ナトリウム）の風味は、昆布のだしと同じ。だから、〝うま味〟を味わえます。

その論法を、まとめれば、こうなる。

「世界に比類のない〝うま味〟を引き出すのはＡＪＩＮＯ－ＭＯＴＯ（ＭＳＧ）である」

この基本戦略のもと、味の素社は、販路を世界中に拡大している。

味の素に〝うま味〟はなく〝金属味〟だ！

ナンバー2も認めた「いやな味」

「味の素は、〝うま味〟調味料です」
これを、くり返されると、そう信じ込むのが大衆である。
しかしグルタミン酸ナトリウム（ＭＳＧ）の味わいはほんとうに〝うま味〟なのか？
ところが、そうではない、と否定する文献がある。
それが前出の『化学調味料』（元崎信一・編著、光琳書院）
三〇〇ページ以上、大部の専門書である。

そして、編著者、元崎信一氏は、当時、味の素社、常務である。
つまり、この書は、味の素社ナンバー2がまとめた本なのだ。
つまりは、同社にとっては、化学調味料のバイブルである。
そこに、次のような記述がある。

「……複合化学調味料に関するある種の特許明細書には、相乗効果によって、〝うま味〟がいちじるしく増加することにはくわしく触れないで、『5－イノシン酸ナトリウム』や『5－グアニル酸ナトリウム』を添加することによって――ＭＳＧと質的に、いちじるしく変化した味ができた、と記載している」（同書）

金属的、粗野、刺激的、刺す味

注目すべきは、次のくだりだ。

「……その内容は、簡単にいうと、ＭＳＧの『金属的な』、『粗野な』、『刺激的な』味が、まろやかな・おだやかな性質に変わる。ＭＳＧの『刺すような』、『余韻のない』感じが、緩和されて、温和なテーリングのある感じに変化する。MSGの『いや味』がなくなって、快《こころよ》いうま味になる。以上のような味の性質・感じ方・情緒に関する叙述は、まさに典型的な味の描写といえる」（元崎氏）

同書を読むと著者は、食品工業の専門家であることが、よくわかる。

その彼が、MSGそのものは――『金属的な』『粗野な』『刺激的な』『刺すような』、『余韻のない』『いや味』な味である――と、認めている。

わたしは、ただただおどろいた。ここまで正直に書くとは……。

理科系人間の正直な性格がうかがえる。

技術者にとって、大切なことは、物事の本質をできるだけ客観的にとらえることだ。

その科学的視点から、MSGの風味を描写すると上記のようになるのだ。

元崎氏は、MSGを「刺す」ような「いや味」とまで、言い切っている。

これが、味の素社が、世界に誇る〝AJINOMOTO〟の真の正体なのだ。

ウソだと思うなら、味の素の卓上瓶から、手のひらに味の素をパラパラ出して、なめてみるといい。とても、〝うま味〟と呼べるシロモノではない。

まさに、金属的な刺すような味がする。それは、グルタミン酸の金属化合物だから、当然だ。グルタミン酸とは、昆布だしに代表されるうま味成分のアミノ酸だ。

しかし、MSGの風味は「金属的」「刺すよう」「刺激的」な化合物の味なのだ。

これは、和風だしの代表、昆布だしとは、まったく異なる。

これこそ料理の溶液中で解離していない金属化合物MSGそのものの味なのだ。

「緩和剤」として複合化学調味料を配合

味の素には一・五％添加

元崎氏は、前著でこう述べている。

MSGに複合化学調味料を加えることで、味わいは「まろやか」になる。

つまり、これらのサポートがないと、MSGは、実際「調味料としては使えない」ことを同社の常務は認めている。

ここでいう複合化学調味料とは、いったいなんだろう。

味の素批判の先駆者であり、ジャーナリストとしても大先輩である郡司篤孝氏は、その著『〝味の素〟を診断する』(ビジネス社)で、こう断罪している。(図28)

「……複合化学調味料とは、妙な名称である。実は現在、市販されている化学調味料は、家庭用に用するかぎり、すべて複合化学調味料だけであって、単独の化学調味料の商品としては、市販されていない」

これは、初耳である。

「いわゆる味の素は、グルタミン酸ナトリウムの商品名のように思われているが、現在、市販されている家庭用『味の素』の組成は、食品に印刷されている『表示』によると――『食品添加物:L-グルタミン酸ナトリウム、九八・五%、5-リボヌクレオタイド・ナトリウム　一・五%』となっていて、立派な複合化学調味料なのである」

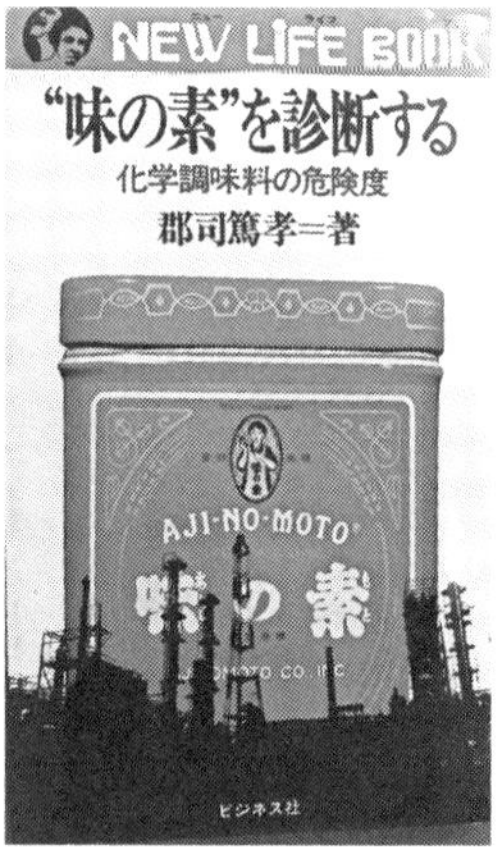

(図28) 日本で初めての「味の素」批判の歴史的名著

核酸系調味料にも催奇形性？

そして、有害なのはグルタミン酸ナトリウム（ＭＳＧ）だけではない。

味の素社は、核酸系の化学調味料も生産していた。それは、石油を原料に作られていた。いわゆる石油合成法で大量生産されていたのだ。ところが、一九七八年一〇月、米国食品医薬品局（ＦＤＡ）から、製造中止勧告が突き付けられた。

その理由は「石油合成の製造過程で、生じた不純物に突然変異原性の疑いがある」というもの。石油合成法のＭＳＧも石油系発ガン物質（テトラセルカルボン酸）が三五ｐｐｍの混入が摘発された。そのため同社は一九七四年、石油合成法の中止に追い込まれた。

同じことが、同社の核酸系調味料にも起こった。ただし、不純物の残留ではなく、石油合成法の工程で使われる「溶剤」に突然変異原性の物質を使っていることが問題視された。核酸は溶媒に溶けにくいので、発ガン性、催奇形性もある強力溶剤（ＨＭＰＴ）を使用していた疑いが濃厚だ。

同じ核酸系調味料でも、協和発酵は糖蜜発酵法、武田薬品工業はパルプ廃液など、植物原料を使用していた。やはり、不自然な石油合成法にこだわった結果、ＦＤＡから告発される羽目になった……という顛末《てんまつ》。

当時のほうが情報公開

ナルホド……ここで、合点がいった。

味の素（ＭＳＧ）単体では、金属的な刺すような味で、調味料としては使い物にならない。しかし、他の化学調味料を少し加えると、それが緩和されて「まろやか」になる。

そこで、苦肉の策を考えた。〝緩和剤〟として、他種の化学調味料を少量加えて販売しているのだ。

だから、郡司さんが指摘するように、市販「味の素」も正体は、複合化学調味料なのだ。

このグルタミン酸ナトリウムの致命的な〝欠点〟は、他社も先刻承知であった。

そこで、各社、他の化学調味料の〝緩和剤〟を加えた独自商品を販売してきた。

それにしても郡司さんの著書を再読して、改めて思った。

それは、当時の原材料表示の徹底ぶりだ。化学調味料の化学名から配合割合までパーセントで明記している。現在の表示とは、雲泥の差だ。

二万トンも石油から製造

『〝味の素〟を診断する』（前出）が出版されたのは、一九七二年。私が大学生のときだ。当時、郡司さんの本をむさぼるように呼んでいた。そのまっすぐな企業批判の生き方に感銘を受けた。今でも尊敬する大先達のジャーナリストである。

当時は、このように独立独歩の生き方をする方が、何人もいた。

彼らのリベラルな執筆活動が、社会の大きなチェック機能として働いたのである。

郡司さんは、先立って『食品犯罪』（三一新書）という告発書も出版している。

そこで、味の素が石油合成法で作られ、〇・三五％の不純物テトラセンカルボン酸（ナフサセン）が検出されていることを暴いている。これは、有害タール酸化物質である。

タール系物質は、発ガン物質としても知られている。

「タール蒸留物」は皮膚ガンを起こす十分な根拠がある。タールピッチは肺ガン原因として確定。さらに膀胱ガンについても、限定的な根拠がある。

だから、タール酸化物の発ガン性もあって当然だ。

そして、味の素は、かつて年間二万トンも石油から作られていた。

あなたは、ビックリするだろう。

しかし、味の素社は、この告発に、ただ沈黙するだけだった。告発は真実だったのだ。

発ガン性タール物質!

発ガン性が疑われるタール物質が混入していた、とは恐ろしい。

「……つまり、ナフサセンが、合成法の味の素の中に含まれているということを完全に認めているからなのである」(郡司氏)

この本におどろいた神戸市の婦人団体が、公開の場で、味の素社の高級社員を招いて質問したところ、苦しげにこう答えた。

「……分析結果については、まだ時期が来ていないので答えられません」

さらに、こう付け加えた。

「味の素は、調味料に使うかぎりにおいては、毒性の心配はまったくございません」

郡司氏は、言う。

「……調味料以外に使用すれば毒性がある、ということを公式に発表したことにもなるわけであって、ことは重大である」「グルタミン酸ナトリウムには、使用制限も、使用基準もなく、一グラム食べようと、一キログラム食べようと、まったく野放しに放置されている。だから、調味料として、どのくらい私たちの口に入ってくるかは、誰もそれを突きとめることは、不可能にちかい。しかも、家庭用でも、朝昼晩の食事に、真っ白になるように振りかけている家庭もあり、ある調査によれば、一人一か月で一〇〇〇グラムも食べていた人もあるという。その人は通風になってしまったそうだけれども……」

それだけではない。市販の加工食品にも多量の味の素が当時から使われてきた。

「……これは、現在の食品企業が、きわめて安価な粗悪な原料を使って、安くて、美味し

くて、きれいな食品を製造するためには、グルタミン酸ナトリウムの力を借りなければばつくれないからである」(同)

味の素は遺伝子組み換え発酵菌を密かに使用

味噌、醤油とは異なる〝発酵法〟

ある良心的食品会社からの便りです。

「……先日、NHKで放送された番組、『所さん! 大変ですよ――あなたの知らない〝化学調味料〟の謎』の中で、〝化学調味料は存在しない〟……という内容です。例として味の素社の名前が実名で放送されていました。今年の東京オリンピックでの味の素社のロビー活動ともうかがえるものです。多くの消費者に誤解を与える内容に大変な憤りを感じました」

（図29）が味の素社が主張する「発酵法」です。

　ここでも、ウソがあります。

①イラストは生サトウキビを絞っています。見た人は、新鮮なサトウキビが原料とだまされます。現実はそうではない。この糖蜜から砂糖を製造した後の残り滓《かす》……「廃糖蜜」こそが、〝味の素〟の原料なのです。

②「発酵菌を加えます」……ここで、加えられる発酵菌が遺伝子組み換えされた〝人工生物〟なので問題なのです。

③「糖蜜中の糖分を発酵菌が食べてグルタミン酸を作る」。このとき未知毒物が生成されるリスクがあります。

④「グルタミン酸ナトリウムの結晶にして乾燥……」。苛性ソーダ（水酸化ナトリウ

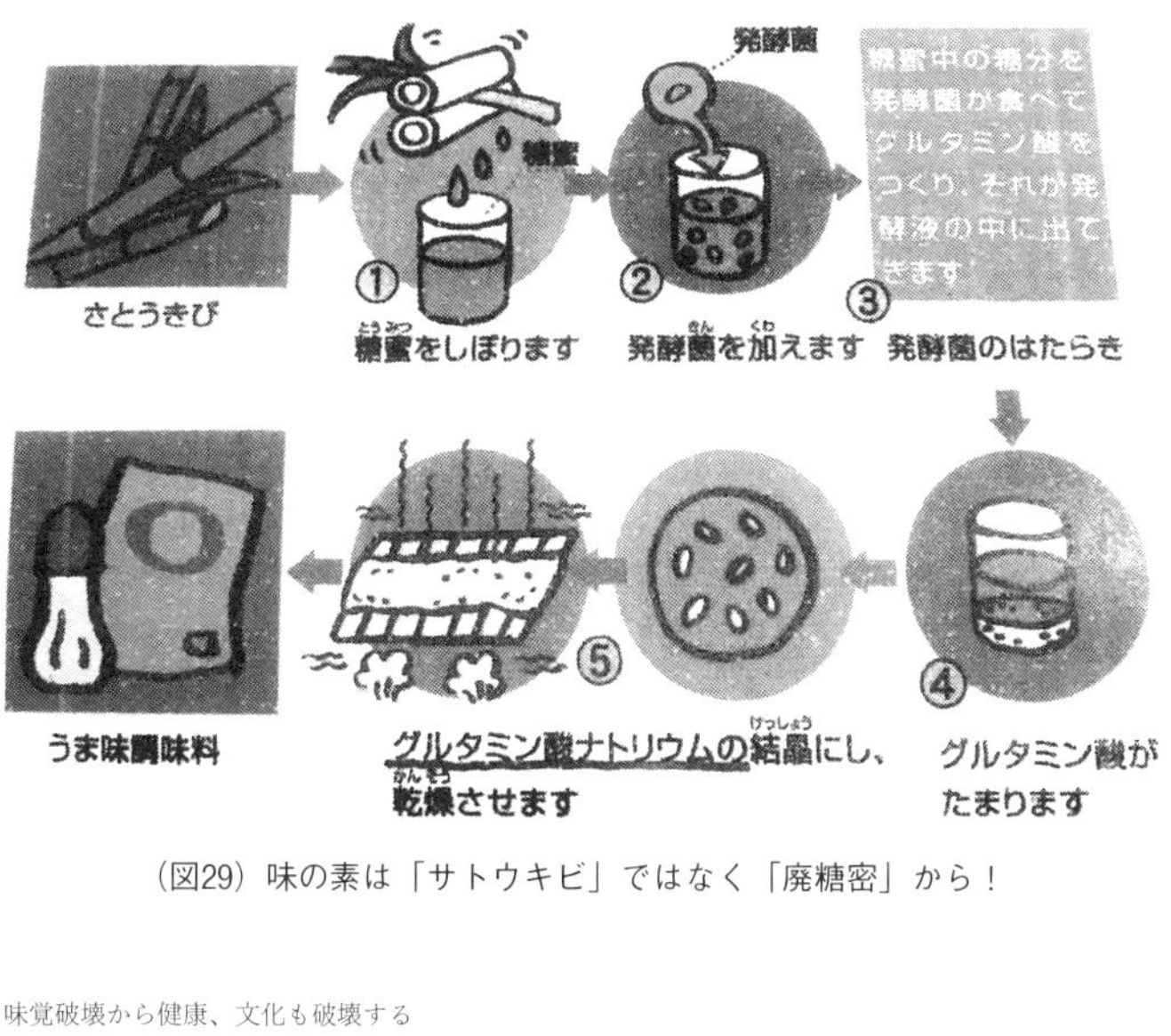

さとうきび
糖蜜
①
糖蜜《とうみつ》をしぼります
発酵菌
②
発酵菌《きん》を加《くわ》えます
糖蜜中の糖分を発酵菌が食べてグルタミン酸をつくり、それが発酵液の中に出てきます
③
発酵菌のはたらき
④
グルタミン酸がたまります
⑤
グルタミン酸ナトリウムの結晶《けっしょう》にし、乾燥《かんそう》させます
うま味調味料

（図29）味の素は「サトウキビ」ではなく「廃糖密」から！

ム）で化学反応（中和）して、ナトリウム化合物にする。

極秘〝遺伝子組み換え〟発酵菌

この工程を味の素社は「味噌やしょう油などと同じ『発酵法』……」と説明しています。

便りは、そのウソを告発しているのです。

「……味の素は『発酵法』で出来ていると言っています。しかし、それは遺伝子組替えした特定グルタミン酸生産菌を使用しているのです（図30）。それを、『味噌、しょう油と同じ〝発酵法〟』というのはおかしい。さらに同社は、一時期、石油アクリルニトリルから四日市工場で〝味の素〟を数万トン単位で作っています」

まず――。

「味の素社は、遺伝子組み換え発酵菌を使っている！」

おどろきました。

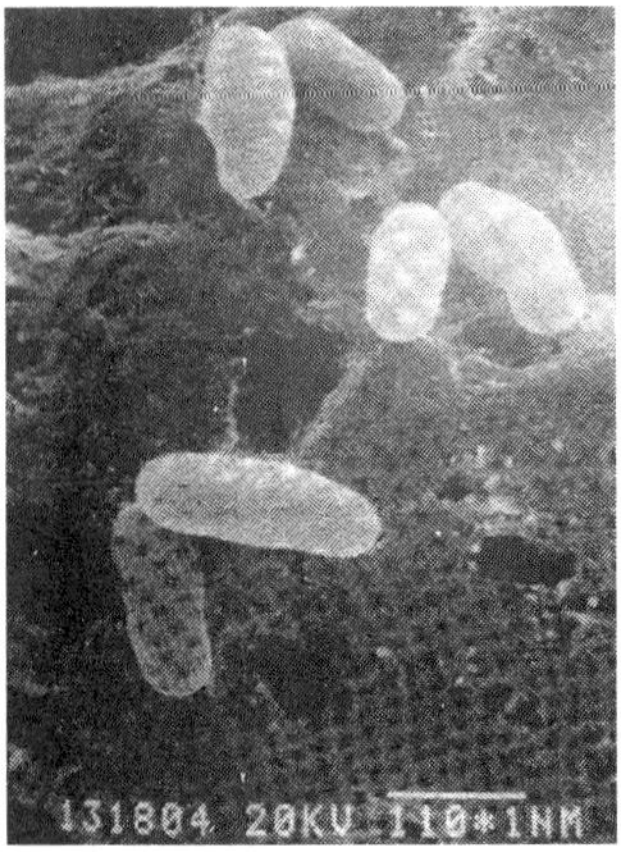

（図30）「発酵法」は遺伝子組み換え微生物が使われている

官民癒着で「表示義務ナシ」

ＮＨＫもその点にはいっさい触れない。

内部告発によれば、同社は判明しているだけで四種類もの「遺伝子組み換え」発酵菌を使用しています。（図31）

遺伝子組み換え微生物を使用しながら表示はいっさいない。

なぜか？

政府がコッソリ裏から「お墨付き」を与えていたのです。

「……自然界でも起こりえる組替えなので」「組替えＤＮＡ技術を応用した食品及び添加物に『該当しない』とみなしています。

（その理由は）遺伝子組替え微生物を利用して製造された添加物のうち、アミノ酸等の最終産物が高度に精製された非たんぱく質性添加物の安全性評価の考え方にしたがって評価された」

（厚労省医薬食品局食品安全部　要約）

遺伝子組換えのグルタミン酸生産菌

L-グルタミン酸	*Brevibacterium lactofermentum* 19B02株、19E07株、SKB14株	味の素株式会社	H15.4.11 審議会決定
L-グルタミン酸ナトリウム	*Corynebacterium glutamicum* GLU-No.7株	味の素株式会社	H27.4.21 評価結果通知 高度精製品
L-グルタミン酸ナトリウム	*Pantoea ananatis* GLU-No.6株	味の素株式会社	H27.1.20 評価結果通知 高度精製品

（図31）遺伝子組み換え微生物は未知の毒物を発生させる

……意味不明……。〝高度に精製〟されれば「遺伝子組み換えではない」とはまったくの詭弁です。これもまた、官民ゆ着お得意の〝裏技〟です。

死者三八人「トリプトファン事件」

遺伝子組み換えの微生物を食品に用いる……そのこと自体が実に「危険」です。

未知の〝毒性物質〟が生成されるリスクがあるからです。

重大な悲劇もすでに起こっています。わたしは『モンスター食品が世界を食いつくす！』（イーストプレス）で、警鐘を鳴らしています。

それが死者三八人を出した「トリプトファン事件」。

一九八八年勃発した悲劇……。それはアメリカで起こりました。

日本の化学メーカー昭和電工が、遺伝子組み換え微生物を使って、アミノ酸「トリプトファン」を製造し、販売することで発生した惨劇です。

これは、味の素社が行っている発酵法と同じです。

両者はいずれも遺伝子組み換えした微生物を使ってアミノ酸を製造しています。

一方はグルタミン酸を作り、他方はトリプトファンを作って販売した。

昭和電工は、それを「ダイエット食品」として販売。すると、摂取したアメリカ人に体調不良の訴えが続出……。筋肉痛、発疹……さらに、血中免疫細胞が異常増殖するなど、奇妙な症状の患者が爆発的に増えた。結果的には判明しているだけで三八人が死亡、少なくとも約一五〇〇人が健康被害に見舞われた。

被害者からの訴訟は二〇〇〇件を超え、昭和電工は製造物責任を問われ、二〇〇〇億円もの賠償金を支払う羽目となった。

二種の未知猛毒たんぱく出現

悲劇の原因も判明した。遺伝子組み換えを行った〝人工微生物〟が、発酵過程で二種類の未知の猛毒たんぱくを生成していたのだ。

わたしは、前著でこう書いた。

「……誤解を恐れずに言えば、この事件は不幸中の幸いともいえる。つまり、生成された毒物が致死性の『猛毒』だったため、急死する被害者があい次ぎ、すぐに毒物を特定することができたからだ。しかし、これが急性毒ではなく、慢性毒だとしたら？　その毒はジワジワと人体を冒していくだろう。つまり、因果関係の特定は、きわめて困難になる」

同じことが味の素の遺伝子組み換え人工生物（グルタミン酸生産菌　図29）による「発酵法」にも、いえるのではないか？

それは、すべての遺伝子組み換え技術にともなうリスクだ。

DNA操作して生み出される生命体は、それまで自然界に存在しなかった未知の生命体だ。未知の生命体は、未知の代謝システムなどを備えている。

それは、必ず〝未知の物質〟を生成する……。それが、生命の原理である。

これら未知の毒性物質に、われわれの身体は解毒システムなどを備えていない。

だから、遺伝子組み換え農作物は、生体に恐るべき毒性を発揮するのである。

キングコーンで巨大腫瘍多発！

（図32）は遺伝子組み換えトウモロコシ（キングコーン）で育てたマウスの悲劇である。

飼育した五〇〜八〇％ものマウスに、いくつもの巨大腫瘍が出現している。この時

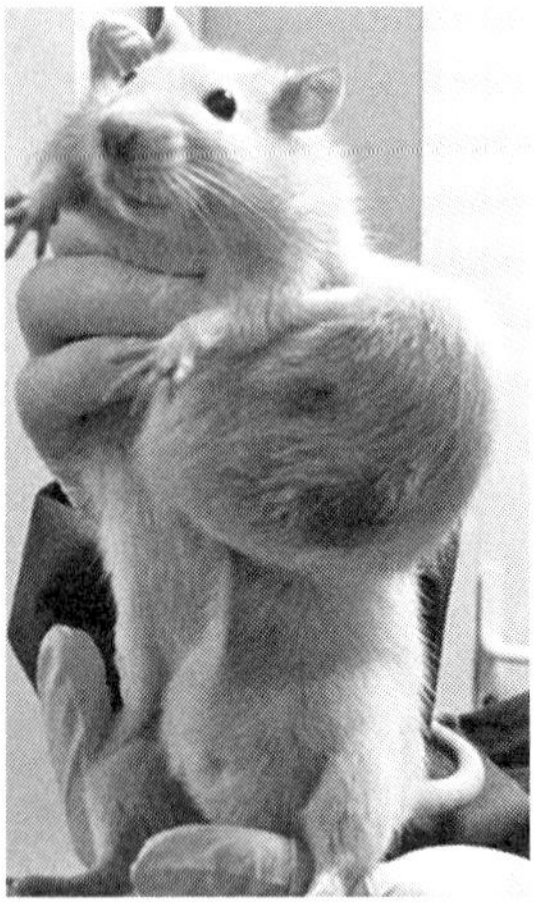
（図32）遺伝子組み換えコーンで五〜八割ネズミに巨大腫瘍

点でキングコーンは製造禁止されるべきだった。

しかし、世界の政府、メディアがとったのは真逆の対応だった。

〝かれら〟は、発ガン・コーンを見逃し、発ガン・マウスを抹殺したのである。

つまり、この衝撃ニュースを握りつぶした。世界大手メディアは、このニュースを配信したテレビ、新聞などは皆無……。その理由はハッキリしている。

世界主要メディアは、〝闇の支配者〟イルミナティなどに完全支配されているからだ。

〝かれら〟は、自分たちに不都合な真実は、絶対に流させない。

グルタミン酸Naを〝グルタミン酸〟とだます悪質広告

〝一流〟料理人も学者も

郡司さんの本を読むと、当時から味の素社の広告は悪質であったことが、よくわかる。

まず、有名人を広告塔にするテクニックは、かつてから変わっていない。

たとえば――。

味の素社の新聞全面広告に、テレビでおなじみの料理人、田村魚菜氏が登場している。


――奥さまッ！

この頃、化学調味料のことがとやかくいわれていますね。だが、私はいっこうに気にしていないんです。なぜッ？　だって奥さまご存じでしょう。グ、ル、タ、ミン酸は、私たちが常日頃、たべている食品に、それぞれ何パーセントか、含まれているんですね。それに少しばかり追加した味つけに、なんで、そんなに、イライラして気を配る必要があるんでしょう。日本で古くから、六〇年もの伝統のある「味の素」。

私は、これから誰が何といおうと、ふりかけて使います。奥さまも自信をもってお使いください。ほんとうに、それでこそいい味が生まれるんですから。


〝一流の〟料理人の正体みたり。つまりは、味の素の広告塔だったわけです。

ここで、魚菜センセイが、かんちがしているのは、味の素＝グルタミン酸と言いきっていることです。これが、過去から現在にいたる、同社の悪質な詐術――。

魚菜センセイも、みごとにそのワナにはまっている。
やはり、同じ広告に、有名な医者、杉靖三郎氏が登場して、こう得々と述べている。

「あなたは、赤ちゃんのとき、ママのお乳をのんでましたか？　ミルクでしたか？　どちらにしても、その中に自然なかたちで含まれているグルタミン酸をのんで、スクスクと育った……ということには、違いはありませんね」
「幼児食とグルタミン酸についても、医者の立場からいうと、育ち盛りのこどもたちには、母乳、牛乳、タマゴ、チーズをはじめ、豊富なたんぱく質がおおいに必要。つまりグルタミン酸が必要なのです。……お母さん、安心して大いにグルタミン酸をとり、未来っ子を丈夫に育ててください」

郡司氏は、ただあきれ返る。

「市販されている『味の素』は、化学的に合成された食品添加物のグルタミン酸ナトリウムであって、天然のグルタミン酸ではない」「その点をたくみにスリ替えて、味の素を食べれば健康になる、というような印象をあたえている。素朴な消費者をだまそうとする底意は明らかで、この点からも充分に虚偽の表現に該当するわけである」（『〝味の素〟を診断する』）

発ガン疑惑タール不純物

郡司氏の告発で、当時、味の素が年に二万トンも石油から作られていた、という事実にビックリの人もいるだろう。これは年生産量六万トンのうち約三分の一に相当する。

石油味の素にも、発酵法と合成法の二種類がある。

その〝石油合成〟味の素の拠点が、同社四日市工場である。

郡司氏の勇気ある告発にもっともパニックに陥ったのは、味の素社自身だ。

とくに発ガン性疑惑のタール系不純物混入をすっぱ抜かれてグーの音も出なくなった。

追い込まれた彼らがとった打開策は、脱石油である。

そもそも、グルタミン酸ナトリウムは、最初は小麦から発酵法で作られていた。

ところが味の素社は、できるだけ安い原料を探しもとめて次のように変遷していった。

――小麦↓大豆↓脱脂大豆↓（サトウキビ）廃糖蜜↓酢酸・ノルマパラフィン↓アクリ

ロニトリル――

味の素（ＭＳＧ）原料は、六〇年のあいだに、目まぐるしく変化している。

後半のカタカナ原料は、天然原料ではない。石油の副産物である。これらが〝石油味の素〟である。よくもまあ石油原料の食品添加物（味の素）を、厚生省が製造認可したものだ、と首をひねる。つまり、「分子式が同じならフリーパス」というわけだ。

石油アジノモトは海外へ？

なるほど、分子式が同じなら、小麦から作ろうが、石油から作ろうが、同じグルタミン酸ナトリウムである。しかし、両者の致命的な違いは〝不純物〟なのだ。

タール系不純物の混入は、〝石油味の素〟にとって致命的であった。

現在も、味の素社は、しつこいほど「サトウキビから味の素！」とＣＭをくりかえしている。それは、石油合成法の一つ前段階に、戻ったにすぎない。

「（サトウキビ）廃糖蜜とは、なんだ？」

消費者は、サトウキビそのものが、味の素の原料であるかのようにイメージする。

CMも、たわわに実るサトウキビのイラスト。だから、そう思うのもあたりまえ。

じつは、サトウキビを原料に砂糖を製造したあと、その絞り滓《かす》が大量に出る。

これは、昔は使い道がなくて捨てていた。

だから「廃糖蜜」と呼ばれる。これもタール状の物質だ。なめると甘い。つまり糖分が残っている。それを原料として発酵させて生産されているのが現在の味の素である。

では、石油合成法の味の素（ＭＳＧ）は、いっさい、製造していないのか？

味の素社が石油合成法を全面撤廃した……という話は聞かない。

もしかしたら、万が一でも発展途上国への輸出は石油原料ではないのか？

その疑いは残る。

〝ほんだし〟は主婦をあざむく詐欺商法

粗悪材料をごまかす商品

味の素の目的は「粗悪原料を、高品質に見せる」。同社幹部も堂々と公言している。これは、まさに消費者の味覚をごまかす第一歩である。

その最たるものが、同社のヒット食品「ほんだし」である。

いわゆる風味調味料の登場だ。

キャッチフレーズは「かつお風味のほんだし」。

そのパッケージには〝かつお〟が元気よくはねている。

〝ほんだし〟とは、だれが読んでも〝本物のだし〟である。

私が日消連にスタッフとして在席していた当時のエピソード。その成分を調べてみてあきれた。食塩が二九・五％。グルタミン酸ナトリウム（ＭＳＧ）二五・四％。糖分二七・

■“ほんだし”の正体も実は食塩、味の素、砂糖……。

（風味調味料の成分組成）

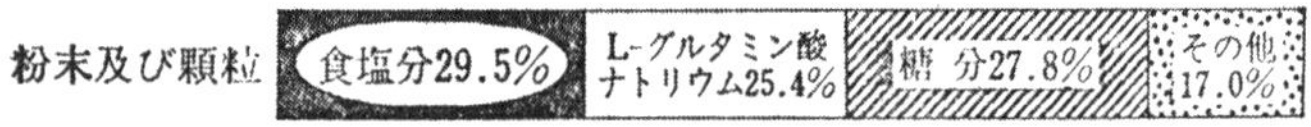

「粉末及び顆粒」は「かつお風味」のもの

（図33）「ほんだし」正体は化学調味料まみれの“ニセだし”

市販複合化学調味料組成

品　名	L-グルタミン酸ナトリウム	5′-イノシン酸ナトリウム	5′-リボヌクレオタイドナトリウム	5′-グアニル酸ナトリウム	クエン酸ナトリウム
味の物「ハイミー」	88%	12%	—	—	—
武田薬品工業「いの一番」	92%	—	8%	—	—
ヤマサ醤油「フレーブ」	95%	2.5%	—	2.5%	—
旭化成「ミタス」	88%	—	8%	—	4%
協和発酵「ミック」	88%	12%	—	—	—

（図34）グルタミン酸Na「金属味」をごまかすテクニック

八%。そして、他の他一七・〇%。(『粉末および顆粒タイプ』)(図33)

なんのことはない。主成分は「塩」と「砂糖」と「味の素」。まったく、天然の「かつおぶし」だしとは異なる。なるほど、かつおぶしのだしにも、天然アミノ酸であるグルタミン酸は微量に含まれている。ところが、〝ほんだし〟は、グルタミン酸ナトリウム化合物としてその三八〇倍も含まれていた。まさに、〝ほんだし〟ならぬニセだし。

しかし、主婦の六割は、CMを信じて「ほとんど天然だし」と思って使用していた。

かつお風味は工場廃液から

このような詐欺食品が、堂々とまかり通ってきたことにあきれる。

まず、政府がこのような詐欺商法を認めていることが信じがたい。

JAS(日本農林規格)の「風味調味料」の定義がヒドイ。

「……『風味調味料』の場合、『かつお』や『こんぶ』等の粉末および抽出した〝濃縮物〟を一〇%以上含んであればよい」

はやくいえば、かつおぶしのクズ粉でも一〇%入れていれば、堂々と「かつお風味調味料」の〝ほんだし〟として販売できるわけです。しかし、調べてみると実態は、さらにひどかった。

「風味調味料」の成分「その他」を業界に確認すると「かつお濃縮エキス」という。

原料のかつおを煮出して作っているのか（？）と、思ったらそうではない。

その正体は、かつおぶし工場の〝廃液〟だった……！

かつおぶし工場は、その工程で、まず、かつおを煮る。煮た汁は、当然、そのまま捨てていた。そこに目をつけたのか味の素社だ。廃液を、タダ同然で回収して、それを煮詰めて「かつお濃縮エキス」として〝ニセだし〟のかつお風味つけにしていた。

まさに、廃棄物利用の発想である。しかし、廃液を煮詰めて、かつおの臭いなどをつけても、それは、かつおぶしのだしとは似ても似つかぬものだ。

主婦の六割が〝天然だし〟とかんちがい

これがかつおに見えます?

さらに、消費者がだまされた理由の一つが容器のイラストである。〝かつお〟が元気よく、はねている。

ところが、日消連が公開質問状を味の素社につきつけると担当者が汗をふきふき弁明にやってきた。日消連が追及する。

「〝ほんだし〟とは、本物のだし、という意味だ。しかし、中身はまったくニセモノだ」

これにたいして味の素社員は、「〝ほんだし〟は、天然のかつおぶしだけのだしよりも、コクとうま味の強い〝現代のだし〟です」と開き直った。われわれは、これにはアングリ。

「容器のかつおの絵は消費者をだます」と追及すると、担当者いわく。

「これ、かつおに見えます?」。こちらは、その意味がわからず絶句。「これは、魚一般を

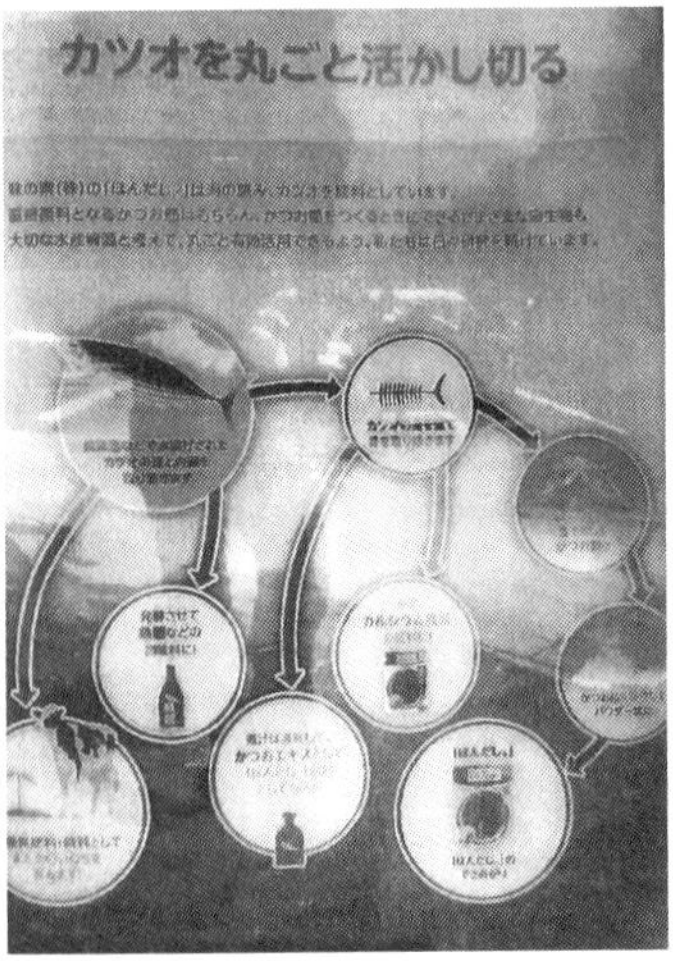

(図35)「カツオを丸ごと活かし切る」のではなくかつおぶし工場の廃液利用

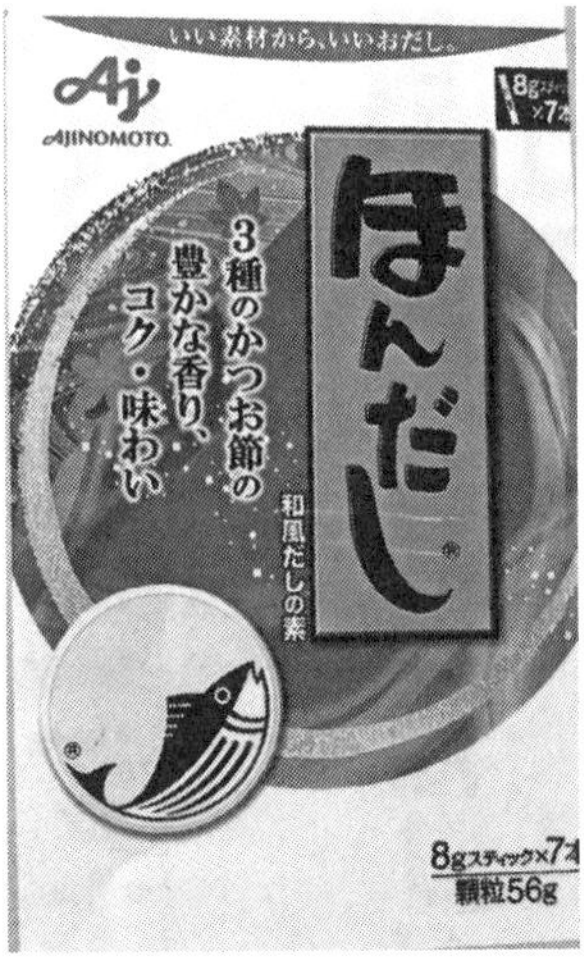

(図36)「これがかつおに見えます?」味の素社の珍妙回答……

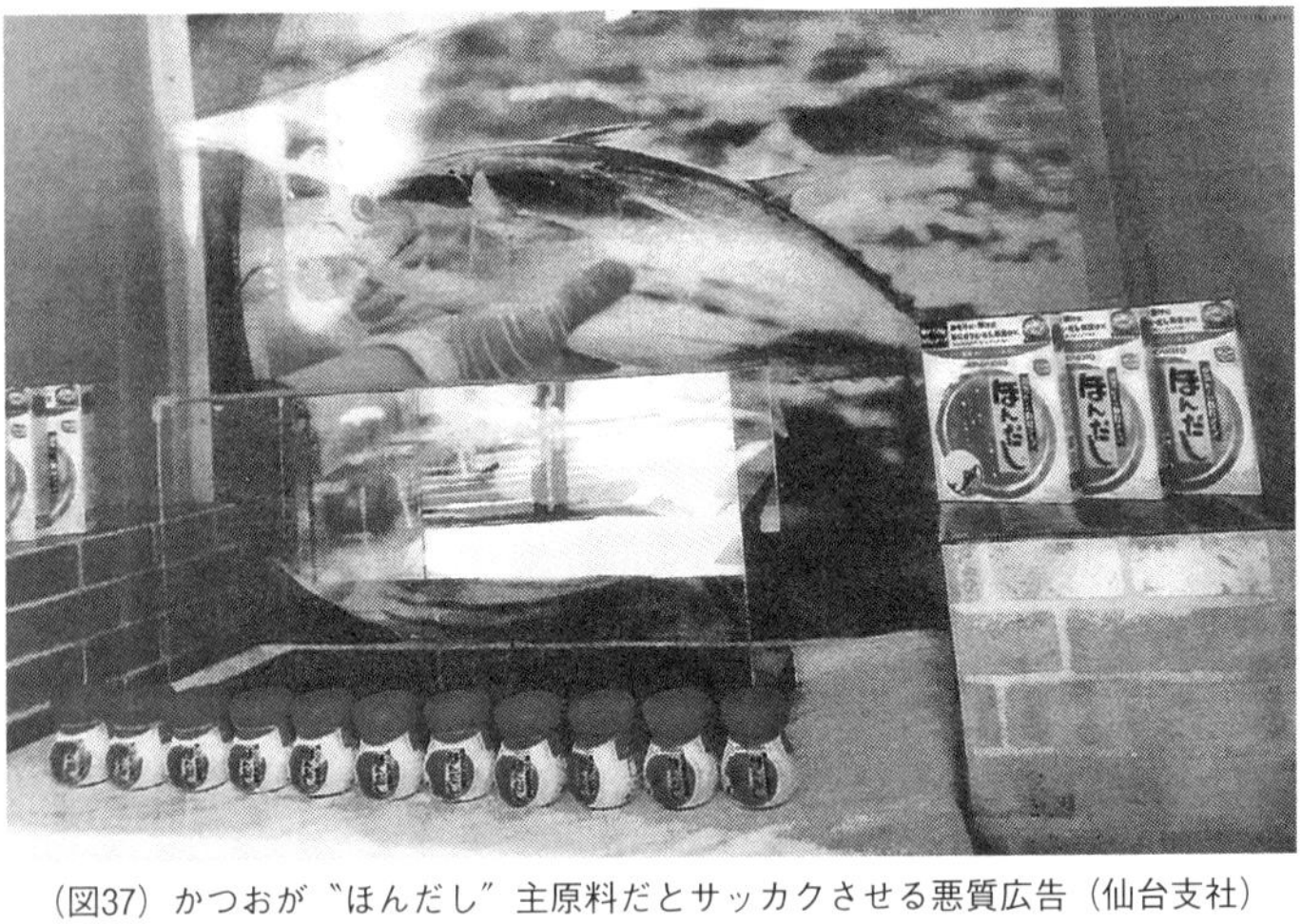

(図37) かつおが〝ほんだし〟主原料だとサッカクさせる悪質広告(仙台支社)

イラストで描いたものでして、かつおではありません」。日消連側は、あ然……。アングリ。

このように、禅問答ならぬコントのようなやりとりに終始した。

その他の「こんぶ」「しいたけ」などの「風味調味料」も同じ。

すべて、消費者をあざむく詐欺商品であった。

MSGと塩分で味覚破壊

これら「風味調味料」の深い罪は、巧妙な詐欺、不当CMで、主婦の六割が「天然だし」とかんちがいししていることとた。

つまり、主婦たちの多くは、これを〝天然調味料〟と信じて、サジですくってナベに入れて、日々の料理を作るようになる。

そして、こう言うのだ。「ウチはおだしは、天然にしているから美味しいわよ」

この家族の舌は、たっぷりMSG、塩分、糖分のニセだしの味を、天然の味とサッカクしてしまう。

そして、味の素の「かつお風味調味料」で作った料理を〝かつおだし〟の味とだまされる。「こんぶ風味調味料」なら、〝昆布だし〟と舌が覚えてしまう。
まさに、これこそ、日本が世界に誇る伝統和食文化の破壊である。
さらに注意が必要なのは、ＭＳＧと塩分のプラス効果である。
これは、即席めんやカップめんなどで、典型的だ。
味の素に塩味が加わると、化学調味料の味が強調される。
つまり、舌はそれ以外の微妙な味わいを感じとれなくなってしまう。
これが、ＭＳＧによる味覚破壊の現実だ。

味覚破壊で伝統食の風味がわからない！

先には肥満、ガン、糖尿病、難病

ＭＳＧと塩分による強力な濃厚味に舌が慣らされる。

すると、本来の和風だしの風味が、物足りなくなる。

「味がしない」「うすすぎる」「美味しくない」

化学調味料漬けの毎日を送っている子どもは本物の伝統和食を食べさせても突き返す。

ハンバーガーやフライドチキンなど、ジャンクフードばかり食べている子どもも同じだ。

塩分と化学調味料の濃厚な味に舌がマヒさせられている。

だから、素材の風味を生かした伝統和食などが、物足りない。

これは、恐ろしいことだ。日本の伝統食の、かつおや昆布、しいたけなどの奥深い味を、舌の味覚が、化学調味料で破壊されて、感じられなくなっているのだ。

味覚破壊は、味覚異常を引き起こす。

つまり、化学調味料の濃厚な味つけに〝ハマって〟しまう。

すると、より濃い化学調味料や塩分、糖分の味つけを好むようになる。

その結果がどうなるか？

もはやいうまでもない。

ＭＳＧ中毒に加えて、砂糖中毒、塩分中毒、さらには、脂身中毒となる。

その先は、書くのもおそろしい。

まず、確実に肥満がまちかまえている。

次には糖尿病。心臓病。脳卒中から、ALSなどの難病……。
そして、最後にガンで死んでゆく。

〝味覚破壊トリオ〟が健康と文化を滅ぼす

「タンパク加水分解物」「酵母エキス」……

いまや、世界人類の四人に一人がアテローム血栓症で死んでいる。
これは、動物食や糖分のとりすぎで、血管内壁に脂汚れの血栓が沈着する。
それが詰まって急死する。冠状動脈ならば心筋梗塞、脳動脈なら脳梗塞か脳出血……。
さらに、日本人の二人に一人がガンになり、三人に一人がガンで死ぬ……という。
これら、悲劇（喜劇）の最大理由が「食べまちがい」にある。
つまりは、食のセンサー（味覚）が狂っているからだ。

そのセンサーを狂わせたのが、味の素社を筆頭とする化学調味料メーカーである。

化学調味料の問題が大きく騒がれた一九七〇、八〇年代より、最近の状況は、さらに悪化している。

それは、新たな〝調味料〟の登場で加速されている。

こころみに、スーパーで売られている食品の原料表示を見ると、かつて存在しなかった名前に気づく。たとえば「たんぱく加水分解物」「酵母エキス」……などなど。

いったい、なんのことやら、わからない。

これら、新たに登場した新顔の調味料が、加わることで、現代人の〝味覚破壊〟は、さらに進行しているのだ。

発ガン物質、味覚障害など

これら人工調味料を、いまや『週刊新潮』（2018/5/31）ですら批判している。

同誌は「使ってはいけない『調味料』全商品」と銘打って大特集を組んでいる。

そこで「タンパク加水分解物」を、こう批判している。

「たんぱく質を塩酸などで分解し、人工的に生成したもの。そのさい、発ガン性物質が生成する」

食品批評家、安部司氏も解説する。

「……タンパク加水分解物とは、総称で、液体状のアミノ酸液と、粉末状のタンパク加水分解物に分けられます。前者は安いしょう油やソースに使用され、この液体状のものを粉末状にして使いやすくしたものが、後者ということになります」

原料たんぱくが気になるが……。

「安い遺伝子組替えの脱脂大豆が使われることが多い。魚や肉の場合、他の用途に使われなかったクズ肉などの残渣部分あるいは煮汁の残りなどが使われます」

さらに、これらの〝原料〟に塩酸を反応させて、うま味の成分を取り出し、粉末化したものが「タンパク加水分解物」の正体である。

EU安全基準の三九〇倍の発ガン物質

健康に危険性はないのか？

「……最大の問題は、原料に塩酸を反応させる過程で〝クロロプロパノール類〟と呼ばれる塩素化合物が発生することです。この物質には、発ガン性が認められていて。WHO（世界保健機関）も、〝安全許容が設定できない〟と表明。『事実上、摂取すべきではない』と言っているのです」（安部氏）

「タンパク加水分解物」といえば、なんとなく、たんぱく質に水分を加えたくらいのものかと、思っていた。しかし、塩酸処理して、発ガン物質まで生成しているとは……!!

「……海外の多くの国では、食品などから、この〝クロロプロパノール類〟を取り除くことが推奨されており、厳しい残留基準が設けられています。EUでは、〇・〇二mg／kg、国連の外部組織であるコーデックス委員会〇・四mg／kg、アメリカでは一mg／kg。いっぽう、日本では残留基準が一切設けられておらず、平成一六年度の農水省の調査で、最大七・八㎎／㎏の混合しょう油が見つけられたこともあります」（安部氏）

これは、ＥＵの安全基準の、ナント三九〇倍……！

つまり、日本では「タンパク加水分解物」に残留したとてつもない発ガン物質が、食品中にまぎれ込んでいる。世界は規制、日本は野放し……。

つまり、このクニの政府は、国民を虫ケラとしか、思っていない。

食品表示に「タンパク加水分解物」とあったら、強烈な発ガン物質が大量残留していると考えたほうがいい。つまり、この表示がある食品は買わない、食べない。

日本は業界自主規制のみ

「タンパク加水分解物」は、勝山企業グループの「宮城調理製菓専門学校」も批判している。

「……『分解法』の違いでは二通りあります。原材料を『塩酸分解する』方法と『酵素分解』する方法です。かんたんなのは前者で、安くて短時間で製造できます。たとえば、脱脂加工大豆に塩酸を加えて、八〜一〇時間加熱すれば、アミノ酸に分解します。苛性ソーダや炭酸Naで中和すれば『アミノ酸液』ができます。その濃縮・粉末化のものが、『タンパク加水分解物』になります」（学園祭、展示より）

食品加工技術とは、なんと面倒臭いことをくり返すのでしょう！

こんな手間をかけなくても、新鮮で自然な食材さえ、用いれば、美味しくて栄養豊かな料理が、すぐにできあがるのです。

化学的工程をへるほどに、食品は自然からも美味からも遠ざかります。

「……問題になっているのは、塩酸で強引に分解するためにクロロプロパノール類の『3－MCPD』『1、3－DCP』という塩酸化合物が発生することです。FAO、WHOの合同食品添加物専門家委員会では、『DCP』に発ガン性が認められ、『MCPD』は、ラットの実験では、腎臓に影響が認められた』と公表しています」

「……食品規格委員会（CODEX）では、『MCPD』の最大基準値を〇・四mg／kgとしていますが、日本では規制がなく、業界の自主規制にゆだねています。（自主規制一・

○mg／kg）」

アレルギーの原因にも

世界は規制、日本は野放し——あいも変わらぬおクニぶり。

「タンパク加水分解物」の残留発ガン物質の混入でも、日本は世界のもの笑いのタネ。げんに、二〇一九年には、日本で市販されている醤油が、クロロプロパノールEU基準に引っかかり、輸入禁止になっています。むろん、業界とズブズブのマスコミは、そんな醜聞を流すはずもなく、日本人はだれも知らないまま。

「……ちなみに、原材料は『植物性』は、大豆、小麦グルテン、『動物性』は魚粉、肉、ゼラチンを使います。業界では『植物性』は和風タイプに、『動物性』は洋風、中華風に使用する傾向があるようです。アレルギー問題に取り組んでいる医師、松田三千雄氏は、『タンパク加水分解物』が配合されたスナック菓子、だしの素、カップめんなどインスタント食品が、子どものアレルギーの原因になっている可能性を指摘しています」（同展示解説）

「酵母エキス」もアレルギー

「酵母エキス」も「化学調味料の代替」として使われることが多い。
味覚障害を招くと考えられている。

「……うま味をとるためだけに、培養したトルラ酵母や、ビール酵母などから抽出したのが『酵母エキス』です。グルタミン酸ナトリウムと核酸系のリボヌクレオチドNaを合わせたような強いうま味があります。さらに『タンパク加水分解物』と合わせると、より強いうま味になるので『化学調味料無添加』をうたう食品に、この二つが多用されています。このトルラ酵母が遺伝子組替えであることが問題点として指摘されています」(同)

原料酵母はアミノ酸を合成するためだけに遺伝子組み換えされた酵母菌なのだ。
「酵母エキス」を食べると「イーストコネクション」(イースト症候群)と呼ばれるアレルギーを発症する。これは食品アレルギーの一種。アレルギー原因の不純物が混入しているためだ。

『週刊新潮』連載で食品ジャーナリスト、中戸川貢氏は、明快に言い切っている。

「……化学調味料とタンパク加水分解物と酵母エキスの三つは、人工的なうま味調味料で、私は、〝味覚破壊トリオ〟と呼んでいます」

小学生二〜三割が味覚障害に

このトリオの中のタンパク加水分解物と酵母エキスは、国の規定では、添加物でなく、〝食品〟という扱いになっています。

これらを使うとコクが増すため、多くのレトルト食品などで多用されていますが、あまりに、うま味が強いため、これに慣れると濃い味つけでなければ満足できなくなってしまう。つまり味覚障害を起こすのです。まさに、子どもの大好きなカレーやシチューのルー、パスタソースなど、軒並み、この〝味覚破壊トリオ〟が入っている……。

その影響は、深刻だ。

「幼少のころから濃い味付けのレトルト食品に慣れ親しんだ子どもたちの場合が特に深刻。

会社名	商品名
だしの素、スープの素	
味の素	丸鶏がらスープ
創味食品	創味シャンタン 粉末タイプ
セブンプレミアム	塩分控えめ だしの素
	だしの素
	うどん粉末スープ
トップバリュ	国産風味減量使用 和風だし かつお節の風味豊か
	塩分30%カット 減塩和風だし
	鶏がらのコクとうまみ 鶏がらスープ
	素材がいきるあっさり味 コンソメ チキン味
シマヤ	焼きあごだし（粉末）
ヒガシマル	ちょっとどんぶり こいくち
	ちょっとどんぶり うすくち

（図38）〝だしの素〟〝スープの素〟に味覚破壊トリオ

会社名	商品名
ドレッシング	
キユーピー	シーザーサラダドレッシング
	ノンオイルフレンチたまねぎ
	アマニ油入りごまドレッシング
	ディップソース チーズフォンデュ味
理研ビタミン	リケンのノンオイル くせになるうま塩
	リケンのノンオイル くせになるペッパー
	野菜いっぱい® 和風ドレッシング
トップバリュ	パプリカの彩りとベーコンのスモーク風味
	イタリアン ドレッシング
西友	みなさまのお墨付き チョレギドレッシング
ケイパック	シーザーサラダドレッシング
	カロリー50%カット シーザーサラダドレッシング
木曽路	生姜だれノンオイルドレッシング
日清オイリオ	日清ドレッシングダイエット うまくち和風
フードレーベル	牛角チョレギドレッシング

（図39）〝ドレッシング〟も化学調味料まみれ、手作りを！

小学生の二割から三割が味覚障害になっている、という見方もあります」（中戸川氏）

それだけではない。

「……味覚障害が、なぜ健康障害につながるかというと、濃い味付け、とくに塩分に関して鈍感になり、ついつい塩分をとりすぎてしまうからです。塩分のとりすぎは高血圧になり、腎臓疾患、不整脈などの心臓疾患にかかるリスクを増大させます。最近、心臓病にかかる子どもが増えているのは、味覚障害が一因になっていると私は考えます」（中戸川氏）

こころみに、市販の「だしの素」、「スープの素」を調査すると、「化学調味料」「タンパク加水分解物」「酵母エキス」の〝味覚破壊トリオ〟がしっかり三点セットで入っている商品ばかり。（前ページ図38）（『週刊新潮』２０１８／６／14調べ）

同様に掲載されていた「ドレッシング」類も全滅。（図39）

これから、だしもドレッシングも「手作り」しましょう。

あなたと、家族の命を守るために……。

第7章

アミノ酸でないのに〝アミノ酸〟？

――「アミノ酸等」は、詐欺表示です

これは消費者をばかにした犯罪商法

〝味の素〟無添加を探しても味の素

ここまで内外から警告されてきた味の素（ＭＳＧ）の害についてふれてきた。

あなたは、もはやこの白い粉を料理に使う気持ちは、まったく失せたはずだ。

子どもにも食べさせたくないだろう。

このグルタミン酸ナトリウム入りの食品も、食べたくない。当然である……。

そこでスーパーやコンビニに行っても、無添加のものを探す。裏側の表示欄をよく見る。

そこには「化学調味料」とも「グルタミン酸ナトリウム」とも書いていない。

「やった！　化学調味料が無添加だ！」と思ったら大きなまちがいである。

「原材料表示欄」をシゲシゲと見てほしい。

そこには「アミノ酸等」とあるはずだ。じつは、ここに〝味の素〟（グルタミン酸ナト

リウム：ＭＳＧ）が、隠れている。（図40）

あなたは、目がテンになったのではないか。

エエーッ!?　いったい、なにがどうなったの。

わたしは、月刊『ザ・フナイ』（№.１０９）の連載記事「マスコミのタブー１００連発」で、そのからくりを暴いた。

題して「化学調味料（味の素）が、『アミノ酸等』に、化けた謎」。

「どこにも書いてない」（厚労省）

「……あなたは、かつて『化学調味料』と言っていた〝味の素〟が、いつの間にか『うま味調味料』と、名前を変えたことに、首をひねるはずだ。それは化学という名が〝化学公害〟を連想させ、イメージが悪いことを理由に、味の素社が呼称を替えたのだ。変わったのは、それだけではない。これまで『食品添加物』として『化学調味料』とか『グルタミン酸Ｎａ』などと表示されていたものが、突然、一九九一年七月に変えられてしまった。

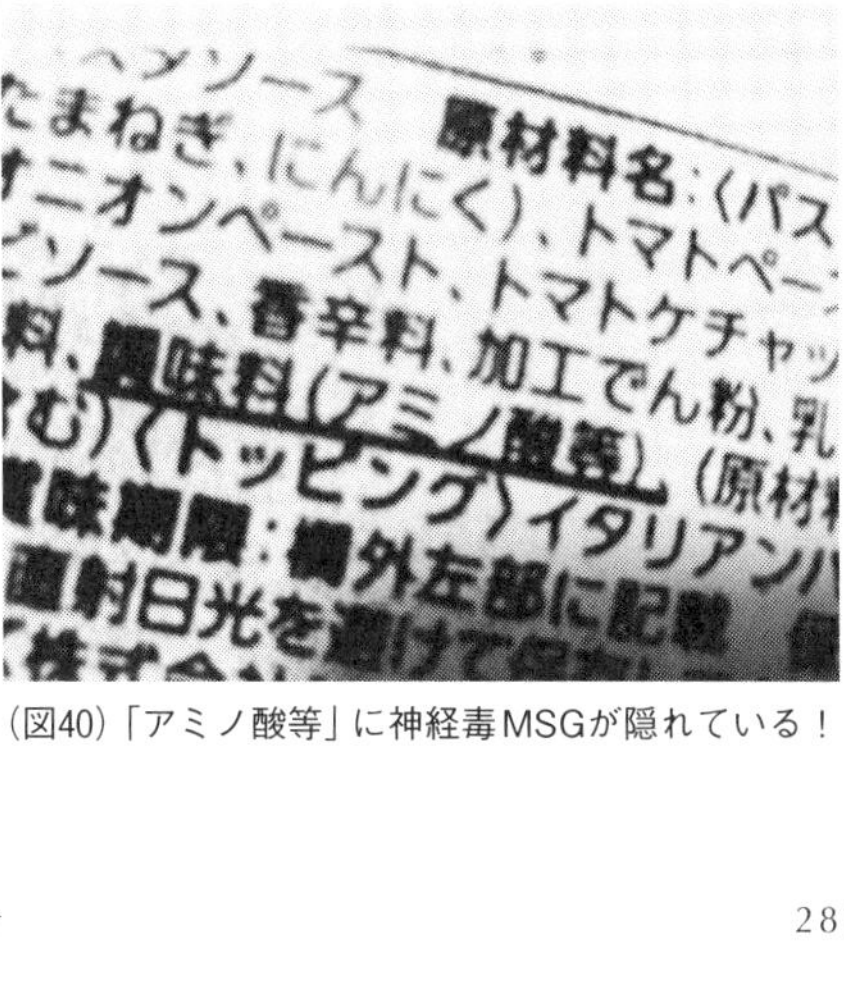

（図40）「アミノ酸等」に神経毒MSGが隠れている！

食品の包装を見て、『調味料（アミノ酸等）』とあれば、これを化学調味料（グルタミン酸ナトリウム）と気づく人は、皆無に近いはず」（同誌）

わたしは、厚労省に直撃取材をした。

電話口に出たのは食品基準審査課である。疑問をぶつける。

――化学調味料の無添加のものを探している。『化学調味料』と書いてなければ無添加なの？　どこを見たらわかるのか？　昔は「グルタミン酸ナトリウム』とかと書いていた。いまは書いていない。

厚労省（以下、厚）：ああ、ハイ……以前はありました。

――「グルタミン酸ナトリウム」と書いてなければ、無添加なの？

厚：いや、昔は個別名称を書いていましたが、いまは「アミノ酸等」という感じで、一括表示です。

――「アミノ酸等」とあったら、「化学調味料」ということなのか？

厚：いや、中身はなにであるか、というのは、どこにも書いていないんですよ。

――「化学調味料」と書いていなければ、無添加なの？

厚：いや、そういうわけじゃ、ないんです。

――わかりにくいナ！「アミノ酸等」が化学調味料という意味だろ？（少しイラつく）

厚：いや、いろいろな調味料というのが、実際ありますので……。

――なにが入っているのかを知りたいんだヨ！「グルタミン酸Na」とあったら、「〝味の素〟が入っているから、やめとこう」となる。いまは、どこにも書いてないッ！

厚：そ、そうなんです。どこにも書いてないんです……。

――不親切だッ！　化学調味料「無添加」を探していて「表示」に書いてなきゃ、無添加か、と思うよ。

厚：「知りたい情報」が、表示から読み取れない……というのは、確かにあると思います。

メチャクチャ、デタラメ表示

わたしの追及に、電話口に出た審査課の担当者は、おろおろパニック状態におちいってしまった。こちらも、あまりのいい加減さに、血圧が上がってきた。声も大きくなる。

――「アミノ酸」といえば、体にいいヤツでしょ。だって、たんぱく質はアミノ酸からできている。知りたいのは、アミノ酸ではなく、化学調味料が入っているかどうかだ！　つまり「アミノ酸等」とあったら、「グルタミン酸ナトリウムが入っている」ということなの？

厚：いや、表示からは、じつはわからないんですよ。いまは……。

――エッ……！　「アミノ酸等」は「グルタミン酸ナトリウムが入っている」という意味ではない？

厚：そうです。なにが入っているか、わからないんです。

――「アミノ酸等」の正体は、いったいなんなの？

厚：いろいろです。本来なら個々の成分を表示しなければならないんですが……。

――あたりまえだッ！　着色料などは「赤色何号」……とか、表示している。

厚：そうですネ。ただ、数が多くなると「表示欄」に書ききれない。

――だけど、昔は「グルタミン酸ナトリウム」と書いていたから、書けるはずだよ。これは、化学調味料の代表だし、体によくないと聞いている。入っていない商品を買おうとしても、わからないじゃないか！

厚：情報を入手しようとすると販売者に直接問い合わせないとわからない状況です。

――ハァー!?　「企業秘密です」と断られたらアウトだよ。

厚：そうですね……。むずかしいですね。

あなたは。このやりとりに、ただただ、ア然のはずです。このクニは、ここまでデタラメになっているのです。たんなる「食品表示」ですら、このありさま……。

はやくいえば、国民、消費者はナメられている。まさに、愚民化のあらわれ。

わたしは、この厚労省の役人氏に、こう通告してガチャンと電話を切った。

「……この表示は、消費者のことを全然、考えていない。化学調味料が入っているか、入っていないか、それすらもわからない。ふつうの主婦は『アミノ酸なら体にいいものが入っている』と思ってしまう。こりゃあ、おかしいヨ！　表示の意味をなしてない。これを見て、みんな『化学調味料、無添加だよね』と言ってるよ」

わたしの怒り声に、相手は、蚊の鳴くような声で、こう答えた。

「……ハイ、そうですね……」

一〇〇％「味の素」入り

あなたは、このやりとりをみて、どう思われるだろうか？

厚労省の役人の言っていることが、理解できただろうか？

はやくいえば、支離滅裂……。「アミノ酸等」と書いていても「グルタミン酸ナトリウムが入っているかどうかは、わからない」という。メチャクチャ、デタラメ表示だ。

まさに、消費者の目をあざむく悪意に満ちている。

このインチキ表示の正体を暴くと、こうなる。

味の素社などが製造している化学調味料は、グルタミン酸ナトリウムのほか、イノシン酸ナトリウム、グアニル酸ナトリウム、コハク酸ナトリウムなど五種類ある。

それらを、いっしょくたにひっくくって「アミノ酸等」と表示している、という。

役人のいう「一括表示」とは、そういう意味だったのか。

だから、厚労省の役人は、「この表示だけでは、グルタミン酸ナトリウムが入っているかどうか、わからない」と、必死で言い逃れしたわけだ。

しかし、他の四種類の化学調味料にくらべて、グルタミン酸ナトリウム（ＭＳＧ）の生産量はダントツ、ケタ外れ。なにしろ、味の素社の唯一無二の主力商品なのだ。

だから、原材料表示に「アミノ酸等」とあったら「一〇〇％、味の素（グルタミン酸ナトリウム：MSG）が添加されている」と思ってまちがいない。

「アミノ酸等」は詐欺であり不当表示である

刑法、景表法に違反する

この「アミノ酸等」という表示は、以下の点で犯罪的である。
国民の尊厳と健康、文化を守るため、即刻廃止されるべきである。

(1) グルタミン酸ナトリウム（MSG）を、〝アミノ酸〟と明記している。

これは、完全な刑法違反の詐欺犯罪である。

「人を欺いて財物を交付させた者は、一〇年以下の懲役に処する」（刑法二四六条）

この表示はグルタミン酸ナトリウムを、アミノ酸と偽って、消費者をだましている。

これは「人を欺く」行為である。

さらに、「商品を販売し利益を上げている」。これは「財物交付」させる行為に該当する。

つまり、犯罪構成要件を満たしている。つまり、商品に「「アミノ酸等」と表示して、味の素社が行ってきた行為は、刑法二四六条違反の詐欺犯罪に相当するのである。

（2）この表示は、消費者を誤認させる不当表示である。

「不当景品及び不当表示防止法」（景表法）という法律がある。

文字どおり消費者保護のため不当な景品と表示を防止する法律である。

第五条には、こう記されている。

「……事業者は、自己の供給する商品又は役務の取引について、次の各号のいずれかに該当する表示をしてはならない。商品又は役務の品質、規格その他について、一般消費者に対し、実際のものよりも著しく優良であると示し、又は、事実に相違して（中略）不当に顧客を誘因し、一般消費者による自主的かつ合理的な選択を阻害するおそれがあると認められるもの」

味の素社は、内外の研究者から「健康に被害を及す恐れ」が警告されている化学調味料（ＭＳＧ）を、まったく異なる〝アミノ酸〟と偽って表示して、販売している。

消費者は、この表示により「グルタミン酸ナトリウム（ＭＳＧ）を、天然の栄養源であるアミノ酸と誤認して購入している」。

これは、景表法第五条で禁止する「優良誤認」させる「不当な誘因」であり消費者の「自主的かつ合理的な選択を阻害」している。

つまり、「アミノ酸等」という表示は、明白に景表法第五条が禁止する不当表示である。

（3）「食品表示法」違反。「分かりやすい」どころか詐欺表示だ！

「食品表示法」は２０１３年に公布されている。

さらに具体的に「表示法」「食品表示基準」が定められている（２０１５年）。

ここで問題にしている「原材料名」表示も、この基準で規定されている。

その「基準」には、以下のようにある。

「……内閣府令で定める食品を摂取するさいの安全性に重要な影響を及す事項について、

基準にしたがった表示がされていない食品を販売した場合には、行為者は二年以下の懲役もしくは二〇〇万円以下の罰金に処せられ、又は、これを併科され（法第一八条）、法人は、一億円以下の罰金（法第二二条）に処せられることになります」（消費者庁解説）

この「表示法」は、それまで「ＪＡＳ法」「食品衛生法」「健康増進法」などでバラバラだった「食品表示」のルールを、一つにまとめたもの。

こうして「整合性のとれたルールの策定が可能となったことから、消費者、事業者の双方にとって、分かりやすい表示制度の実現が可能となりした」（消費者庁）

しかし、「アミノ酸でない物質を、『アミノ酸等』と表示」しているのは、「分かりやすい表示制度」をめざす「食品表示法」にまっこうから違反している。

よって、同法の趣旨からいっても「アミノ酸等」という表示は、即時、撤廃されるべきである。

（４）「味の素」が無添加とサッカクさせる悪質な手口だ。

食品の原材料表示に「アミノ酸等」とあれば、一〇〇人中一〇〇人が「味の素（化学調味料）は入っていない」と確信する。この表示の真のねらいは、そこにある。

巷《ちまた》は、健康志向である。

「味の素は体によくない」「化学調味料は味覚をダメにする」などがウワサで広まっている。だから、国民の健康志向の高まりとともに、味の素離れも加速していく。しかし、味の素（ＭＳＧ）は、同社の主力商品である。屋台骨なのだ。

国民のＭＳＧ離れは、その屋台骨が傾くことを意味する。

だから、「食品には添加したい」「添加に気づかれたくない」。

このジレンマに立たされた同社が、ひねりだした苦肉の策が、「アミノ酸等」などというウソツキ表示だった。はやくいえば、〝雲隠れ〟戦法。〝アミノ酸〟というカモフラージュの雲で、味の素の存在を消し去ったのだ。しかし、それは先述のように違法行為なのだ。

同社は、「政府が決めた表示法」とトボけるかもしれない。

しかし、それは「味の素の要請（圧力）で制定された」という内部告発があるのだ。

（５）〝神経毒物〟を「栄養源」と表示し、健康被害を発生させている。

「アミノ酸等」という表示は、法的に違法なだけではない。

それはグルタミン酸ナトリウム（ＭＳＧ）を栄養素〝アミノ酸〟とまちがえ誤認摂取させ、健康被害を誘発する。この原材料表示を見れば消費者は、確実に「アミノ酸が原料である」と誤認する。アミノ酸は、一種、健康食品の代名詞となっている。

つまり、消費者は「栄養分が添加されている」と認識する。

ところが、その正体は、内外研究者たちが警鐘乱打する「神経毒物」なのだ。

顕在的、潜在的を問わず、健康被害を多発させる「アミノ酸等」表示は、極めて悪質である。

(6) 消費者や業者がMSGを〝アミノ酸〟と信じて使用し食文化が破壊される。

破壊されるのは、健康だけではない。食文化も破壊されていく。

洋風、和風を問わず、伝統料理は、そのスープストック、出汁《だし》によって、決定される。

そこに、〝アミノ酸〟を偽ったグルタミン酸ナトリウム(MSG)などの化学調味料が侵入してくる。すると、健全で純正な伝統料理そのものが、変質破壊されていく。

これは、まさに人類の文化の危機である。

さらに、味の素社は、「食文化を守る」と内外にうたっている。「食文化の破壊企業が〝守る〟と公言している」まさに、国民、消費者をあざむく犯罪行為というしかない。

豊かな食生活を破壊して「無害！」とは

宣伝で〝洗脳〟された人々

アミノ酸とは、まったく異なる物質「グルタミン酸ナトリウム」（ＭＳＧ）を、〝アミノ酸〟と偽って販売したら詐欺商法だ。

これを、天下の公法（食品表示法）まで、ねじまげて「アミノ酸等」と表示させる。

味の素社の無理無体には、あきれはてる。

同社は、これまで世界中から噴出したＭＳＧの有害研究報告に、誠実に対応してこなかった。

たとえば……一九八六年、タイ・ボランティアグループの通称、ベンさん（三三歳）が来日した。タイの名門カセサート大学教育学部を卒業した才媛だ。

「このようなものが、私たちに必要なのでしょうか？」

ベンさんは、悲しげにつぶやいた。

当時のカセサート大学のタワジット教授も嘆く。

「……わが国は、なんとまあ、多量に（味の素を）使っていることでしょう。外国では中華料理店ぐらいです。ところがわが国ときたら、オムレツを作るときでも、袋の半分ほども、入れているありさまです」

バンコクの屋台は、料理の仕上げに、目の前の丼に、山盛りになっている「味の素」をおたまですくい、真っ白くなるほど振りかけて〝サービス〟してくれる……という。

著述家、瀬戸弘幸氏の、当時の現地リポートにもおどろく。

「……富士山の頂上のように白くなったモツの煮込みのご飯を見て、当の㈱味の素社の現地出向社員が、ビックリしてハシをつけなかった、という笑い話のような実話があるくらいなのだ」

純朴な人々ほど巧妙なCMに〝洗脳〟されてしまう。

「……東北タイの人々は、ご飯に直接ふりかけて、食べている。まったく無謀無知ですね。なんて、危険なことでしょう」（タイ、N・パーリウニット助教授）

あまりにも悲しい現実

ベンさんは、開催された「化学調味料を問い直す東京集会」で、タイでの味の素社の〝戦略ぶり〟と具体的な〝生活破壊〟をスライドを使って熱心に訴えた。

わたしは、タイの化学調味料（味の素）の使用実態のすさまじさに、言葉を失った。

彼女が教師をしていた東北タイの生活は、悲惨のひとことにつきる。

「……そんな村にまで味の素は進出しています。村人は、毎日、一パーツ（約七円）をだして、化学調味料（味の素など）の小袋（六g入り）を買っています。貧しい彼らの生活に、本当にこんなものが必要なんでしょうか？　これだけのお金があれば、卵を一個買うことができます。そのほうが、どれだけ体によいことでしょう」

ベンさんがスライドで映し出した家は、とても貧しい作りで、暗い台所の土間にはへこんだナベが転がっている。あとは調理器具すら見当たらない。

そんな、貧困のどん底の台所の粗末な棚の上に〝白い粉〟の小袋……。

「……一七か家族が暮らしている村でしたが、一軒をのぞいて、すべての家の台所に〝味の素〟があったのです。この村には、電気はない。ガス・水道ももちろんありません。体を洗うにも、汚い池が一つあるだけ。現金収入は、年にわずか一回。米の収穫のあるときだけ。それ以外は、借金をしながら細々と生活している。そんな貧しい人たちなのに、日常的に買っている（買わされている）ものが二つあります。一つがクスリ（痛み止め）、もう一つが化学調味料です。村の人たちが、味の素をこれほどまでに買うようになったのは、味の素社が、ラジオのCMを派手にやるようになってからです」

そのすさまじい宣伝攻勢は、すでに述べた。

それは、まさに集中爆撃といってもよいほどの物量作戦だ。

ＭＳＧは「すべて安全」（味の素社）とは⁉

宣伝攻勢は「やめない」

「……タイは、美味しい料理で有名な国です。世界の三大スープのトムヤム。辛味が利いていちど食べたら忘れられないヤムヌア（肉サラダ）、味つけに伝統的に使われてきた植物、香辛料なども豊かにあるのに……なぜ、こんな有害性すら警告されているものを買わされなければならないのですか？」

ベンさんの、切々と訴える顔がいまでも目に浮かぶ。

一九八六年一一月五日、日消連とベンさんは、味の素本社を訪問、要求を訴えた。

応対したのは、久保田広報室長ら四名。

ベンさん：タイの味の素社は、大量宣伝しています。
広告にどれだけ、おカネを使っているのですか？
味の素社：本社で、売り上げの三・四％。タイの場合は、金額は公表しない。
ベンさん：町で売っている米などに味の素の小袋をオマケに付けるのはやめてほしい。
貧しい人々への販促になっています。
味の素社：やめる気はない。
ベンさん：味の素社は、タイの新聞に一面広告で「味の素は安全です」と、まちがった広告を出しました。わたしたちは消費者保護局に苦情の訴えを出したのに、政府の審理期間中に、二回もその〝ウソの広告〟を出したのはおかしい。
味の素社：それら広告は、タイの食品医薬品局にコントロールされている。
ここが最終的にジャッジし許可を出したのだ。
ベンさん：味の素社のＣＭに、女性や子どもを使わないでください。
味の素社：「味の素」は、ファミリー商品です。だから、使わざるをえない。
ただ、赤んぼうの写真があったが、あれは現実的ではないと思う。

「神経毒性なし、すべて安全!」

ベンさん：CMで「ナチュラル」とか「安全」「健康」「栄養」などといった宣伝はやめてください。

味の素社：「ナチュラル」「安全」なのは当然。「健康」も考え方の相違でしょう。「栄養」も、〇・一〜〇・二gの調味料に期待する人は、いないんじゃないですか？

日消連：さまざまな有害性が指摘されている……。

味の素社：すべて「安全だ」という考え方です。

日消連：急性毒性の中華料理店症候群については？

味の素社：ナッシング！　そのようなものは存在しない、と考えています。

あぜんとした。久保田広報室長は「MSGは、すべて安全」と言い切った。

さらに、味の素社は、それまで中華料理店症候群（CRS）の存在を認めていた。

それを「ナッシング」と頭ごなしに否定した。その神経毒性の存在は世界の脳神経学界や米国厚生省もWHO（世界保健機関）も公式に認めている。

さらに、日本の厚労省ですら「医薬品添付文書」で法的にも認めている。
つまり、国連も各国政府も、学界も、MSGの毒性を公認している。
なのに、味の素は「すべて安全」「CRSは存在しない」と言い切った。

苦しまぎれの〝アミノ酸〟偽装工作

過ちの一歩「アミノ酸等」

これらの発言は、まさに同社の焦りの現れである。
CRSを認めると、味の素の〝神経毒性〟を認めることになる。
それを認めればオルニー博士をはじめとする膨大な有害論文を認めざるをえなくなる。
そこで、目をつぶって「すべて安全！」と、つっぱねた。
まさに、苦しい胸のうち……。

しかし、それでも、有害報告の包囲網は、じわじわと同社を追い詰めてくる。

国内なら、同社の巨大スポンサーという政治力、資金力で、ねじふせることは可能でも、海外は、そうはいかない。

そこで、〝かれら〟が、窮余の策として、あみ出したのが次の詭弁なのである。

「味の素は、〝アミノ酸〟です！」

アミノ酸は、自然界にもあり安全だ。

だから、〝アミノ酸〟と言い切ってしまえば、世間の批判もかわすことができる。

これぞ――アミノ酸〝偽装作戦〟――。

それを強行したのが、政府（厚労省）の担当者も巻き込んでの「アミノ酸等」というめくらまし「原材料表示」だ。むろん、先述のように、この表示は、国民、消費者の目をあざむく、悪質な犯罪行為である。

アジアで加熱した〝味の素〟ボイコット

ミャンマー政府〝味の素〟禁止

かつて、味の素社は、「有害性」を理由に海外で生産停止に追い込まれたことがある。それは、ミャンマー政府の英断だ。一九九八年末「味の素（ＭＳＧ）は健康に有害である」と、同国政府は、ミャンマー国内の味の素工場へ原料輸入を差し止めたのだ。

味の素社が〝安全性〟を理由に、生産停止に追い込まれたのは史上初……。

生産停止したのは、タイ味の素（バンコク）が全額出資して設立したミャンマー味の素工業（ヤンゴン）。この会社は、九八年から操業開始。同国政府からも製造許可を得ていた。しかし、九八年七月から政府は、テレビなどを通じて「化学調味料は、健康に悪い」という批判を展開するようになった。こうして九八年一二月、ミャンマー味の素工業への原料輸入を差し止めた。これは、実質、ミャンマー政府による〝味の素〟禁止措置。

まさに快挙というしかない。
これに対して「三浦勁タイ味の素社長は『何らかの行き違いとしか思えない。ミャンマー市場は有望と考えており、撤退せず事態の推移を見守りたい』としている」(『日経新聞』1999/9/27)
トップの困惑、動揺ぶりが伝わってくる。
他の国の政府も国民の健康を守るためこれくらいの強硬措置を断行してもらいたい。

インドネシアで暴発、反味の素!

味の素は、二〇〇一年一月、インドネシアでも、思わぬボイコットにあっている。

そのショッキングな災難を、『週刊ポスト』誌がビビッドに報じている。

そのタイトルからしてスゴイ。「『味の素』が陥ったイスラム・驚きの『食の禁忌』」

いったい、かの国で何が起こったのか?

「……現地法人・インドネシア味の素(株)の日本人社長や副社長ら八人が逮捕された。〝豚酵素事件〟。年間売り上げ高、約一二〇億円で、世界でも有数の『味の素』消費量を誇る、インドネシア国内の法人だけに、突然の一時閉鎖と三〇〇〇トンにも及ぶ商品の回収

による損害は計り知れないものがある」（同誌）

この「インドネシア味の素事件」は、日本のメディアも大きく取り上げた。

「……インドネシアで大手食品会社『味の素』が、調味料の製造過程で豚肉の成分を使用した問題で、ワヒド政権は、製品回収だけでなく、現地法人の日本人社員の身柄拘束にまで踏み込んだ。同国のイスラム教徒は、人口の約九割を占め、世界の国々で最も多い二億人弱。経典コーランは、豚肉の食用を禁じているだけに、『食の禁忌』に触れる事件として波紋が広がっている」（『東京新聞』2001／1／10）

豚原料にイスラム教徒が激怒

これで騒動の発端が理解できる。つまり、イスラム教徒にとって絶対タブーの豚を原料に使って、化学調味料を製造していたことが、発覚して大騒動になったのだ。

『東京新聞』は「厳しい戒律に甘い対応」と味の素を非難している。

「……問題にされたのは、調味料『味の素』を製造するために、必要な発酵菌を保存する『培地（栄養源）』をつくる分解酵素が豚から抽出されていた点だった」（同紙）

同社の幹部は、呆然として、メディア取材に答えている。

「……指摘を受けるまで豚由来の酵素が使われているとは知らなかった」(本社、広報課長)

しかし、うかつといえばうかつ……。

事件は地元メディアに大々的に報じられ回教徒にパニックと怒りをもたらした。

「焼き飯や焼きそばを出す街角の屋台からは『味の素』が姿を消し、地元企業の調味料が取って代わった。ジャカルタにある現地法人アジノモト・インドネシア本社では、会社の看板が布で覆われた。東ジャワ州の工場には、百人余りの治安部隊が派遣され、緊張感が高まった」(同紙)

これらスキャンダルで浮き彫りになるのが、味の素社の世間知らず。危機管理能力の弱さだ。わたしは、東京オリンピックのスキャンダル暴発が、いまから心配でならない。

本書で、何度も触れている。オリンピック選手村給食へのMSG添加だ。

神経毒として有名なMSGを密かに、オリンピック選手たちへの給食に添加する。

露見したときの騒動は、インドネシアの豚騒動ではすまないだろう。確実に悪質ドーピングとして日本政府と味の素社は、国際的な非難の矢面《やおもて》に立たされるだろう。

味の素＝MSGを隠すため

〝アミノ酸〟偽装作戦――は、「原材料表示」だけではない。

（39ページ図4）は、宮城県仙台市の目抜き通りにある味の素の東北支社である。

「がんばれ！　東北」の下に注目。「アミノ酸」の文字。これも、同社の〝アミノ酸〟作戦の一環であることは、まちがいない。

支社の一階ディスプレーは、〝アミノ酸〟偽装工作が露骨だ。（同ページ図2、3）

「もっと！のもと。」の大文字見出し。赤い帽子のパンダ顔の「味の素」容器。

そこに「もっと！　アミノ酸」と書かれている。

つまり、味の素で「もっと、アミノ酸をとろう！」と、呼びかけている。

この広告を見た人は、全員が「味の素は、アミノ酸」と思い込む。

しかし、その中身は、アミノ酸ではない。グルタミン酸の金属化合物MSGなのだ。

むろん、安全なアミノ酸（グルタミン酸）とはまったく異なる。

MSGには、内外の膨大な科学実験で証明されたように、さまざまな毒性がある。

だから、味の素社は、同社の主力商品「味の素」が、MSGそのものであることを、認めるわけにはいかない。

そこで、味の素社は〝アミノ酸〟という……苦しまぎれの選択をしたのだ。

しかし、いうまでもなく、これは悪質な不当表示である。

見た人、全員が「味の素はアミノ酸だ」と〝誤認〟する（だまされる）。

「アミノ酸等」表示と同様に、刑法二四六条違反の詐欺表示であり、景表法五条違反の不当表示である。

日本屈指のご意見番、勝山企業・伊澤平一氏

「アミノ酸等」表示に怒る

しかし、こんな、小手先の〝ごまかし〟がいつまでも通用するはずがない。

「……謹啓、台風、大雨、そして地震と、日本列島は災害列島となり、将来が懸念されま

すが……」

わたしの手元に墨痕、達筆な便りがしたためられてきた。文面は、続く。

「……それにもまして、日本の飽食の時代、乱食の時代といわれる食の氾濫により、加工食品の添加物の大量・多種使用による健康への影響が、まったく無視されており、その連日の摂取の人体への影響は国民の関心を集めてはおりません。とくに、あらゆる加工食品に使用されている『調味料（「アミノ酸等」』が、グルタミン酸ナトリウムであることを知らず、『アミノ酸だから、身体に良いもの』と思わせられて、無関心で摂取していることです。最近、とくにテレビなどにて、宣伝されている味の素について、資料をまとめてみましたので、ご高覧賜れば幸いです」

この丁重な書面の主は、だれあろう。

仙台に拠を構える東北財界の重鎮、伊澤平一氏その人であった。

文武両道、アイスホッケーの雄

伊澤氏は、一九三三年生まれ。御歳八六歳にして壮健無比（図41）。東北を代表する勝山企業グループの総帥である。さらに、学校法人勝山学園・宮城調理製菓専門学校の理事長・校長を兼任してきた。現在は、勝山企業の会長として、にらみをきかしている。

伊澤氏は、東北財界のご意見番としてだけでなく、超人的なスーパーシニアとしても有名だ。それが、アイスホッケー選手としての華々しい戦歴の数々。一九七五年から二〇〇九年まで、宮城県アイスホッケー連盟会長と日本アイスホッケー連盟評議員を務めた。それだけはない。

若きころは慶應大学からアメリカ、カリフォルニア大学バークレー校（政治学科）に入学。若きころから熱中したアイスホッケー選手としても、抜きんでていた。まさに、文武両道の達人。数々の戦績で、いくどもアイスホッケー連盟功労賞を授与されている。

八〇歳を過ぎてもリンクを縦横無尽に滑走するその姿は、まさにシルバー・パワーの権化のような御方だ。わたしは、かつて、そのふくらはぎを見せていただいたことがある。それは、おどろくほど筋肉隆々かちかちで、まさに青年アスリートのそれであ

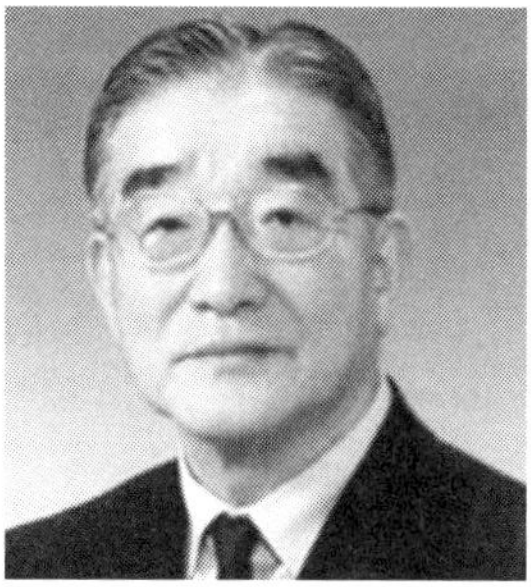

（図41）「日本の食を守れ！」御意見番、伊澤平一氏
（宮城調理製菓専門学校ホームページより）

った。

わたしは、伊澤氏にこそ、高齢社会の希望を見る。大先達としてあこがれの方だ。

「一食懸命」「医食同源」勝山企業のモットー

「お客様の健康第一」

その大先輩から、悲憤慷慨《ひふんこうがい》の便りが届いた。

それが、冒頭の書面である。そこには、日本の食文化の崩壊から、日本人そのものの崩壊がくるのではないか……という、純粋な危機感があふれておられる。

伊澤氏は宮城調理製菓専門学校を先頭に立って、率いてこられた。

この調理学校を見学させていただいて驚嘆した。

その哲学、この設備、そして、卓抜した講師陣が指導するきわめて高度な教育内容……。

それは、「お客様の健康第一」という信念に裏打ちされている。

これほどハイレベルな料理学校は国内どころかアジア、いやおそらく世界屈指だと確信した。この学園の卒業生たちは、超高級レストランなどから引く手あまたという。

それも、そのはずである。

学園の教育方針には、伊澤氏の不動不屈の「哲学」が貫かれているからである。

それは「一食懸命」――さらに、こうつながる。「医食同源」「天之美禄」「佳肴招福《かこうしょうふく》」。

勝山企業が提供する美酒、食品類は、いずれも日本筆頭の品質を誇る。

いうまでもなく、すべて無添加作り。原料、製法ともに日本最高レベルだ。

それはあの辛口作家であり漫画『美味しんぼ』の原作者、雁屋哲氏をもうならせている。

その輝かしい一例が「純米吟醸酒」世界一位の栄誉だ。

同社製造の『勝山 献《けん》』は、二〇一九年五月八~九日、ロンドンで開催された「インターナショナル・ワイン・チャレンジ（SAKE部門）」で唯一ゴールド・メダルを獲得。一五〇〇銘柄ものエントリーから選出されただけに、日本メディアも大きく報道した。これは、本物を追求し続ければ、世界でも必ず評価されることの証しです。

添加物を排除し自然食を

伊澤氏の食にかける一徹ぶりは半端でない。

彼は『食と観光』（№10、2018／1／1）で、こう訴える。

「合成添加物を排除し、自然の食の提供を！」

「一国の食卓の歴史はその文明の歴史である」

この視点から、彼は嘆き、懸念するのだ。

「……われわれの生命が依存する飲食の質と安全性が、大量の合成添加物の使用により極めてないがしろにされている」「成分表示が完全でないが故に、消費者は購入にさいし、それらを理解し、みずからの健康のため細心の注意をする者は、非常に少ない」

「とくに、調味料（アミノ酸等）と表示されているうま味調味料は、グルタミン酸塩（MSG）を約九七％含み、自然のグルタミン酸とは、まったく別物であり、中華料理店症候群として、一過性自律神経失調症と味覚障害を起こす……」

伊澤氏は、こう決意を結んでいる。

「……われわれは、お客さまの健康を守るため、これらの合成添加物を排除する。とくに、これからますます増加するインバウンドのお客さまに、安心・安全な日本の自然の食事、一日三回提供される食材に、自然の食を提供することを、即、実行するべきである」（国際観光日本レストラン協会　常務理事　仙台・勝山館　伊澤平一）

肩書きに注目。彼は無添加・本物料理をスローガンとするレストラン・グループも束ね、率いている。

わたしは、このような頑固一徹のリーダーがいる仙台の地をうらやましく思う。

ここでも、中央、東京は負けている。アイスホッケーで鍛え上げられたその正義感は、味の素の悪行の前に、一瞬も揺らぐことない。

文化人も海外も〝アミノ酸〟に、だまされた

昆布うま味成分ではない

とにかく、味の素社の悪質広告は確信犯だ。

東北支社のショーウィンドウの広告「もっと！のもと。」を拡大してみる。（図42）

そこには「もっと！　アミノ酸」とある。

「アミノ酸のチカラをもっともっと　人と地球の『いのち』の役に立てるために」

だれが、読んでも「味の素＝アミノ酸」だ。

つまり、この広告は、堂々と「味の素はアミノ酸」と言っている。

この悪質な〝洗脳〟は、すでに日本人全体にいきわたっている。

だまされているのはふつうの主婦や消費者だけではない。

食の評論家までが、コロリだまされ、まったくまちがったことを著書に書いているのだ。

本人は、自分が味の素社にだまされていることすら、気づいていない。

それは、『和食と日本人』（大和書房）という書物だ。

「……昆布のうま味成分が、グルタミン酸ナトリウムであることを発見したのは、薩摩藩出身の化学者・池田菊苗《きくなえ》だ……」

著者、武田櫂太郎氏は、ここで致命的なまちがいを犯している。

池田菊苗が発見したのは、昆布のうま味成分が「グルタミン酸」であることであって、「グルタミン酸ナトリウム」ではない。

グルタミン酸ナトリウムは、グルタミン酸とは似て非なる金属化合物ＭＳＧなのだ。

それを、食の専門家までが、味の素社の〝洗脳〟工作にコロリひっかかっている。

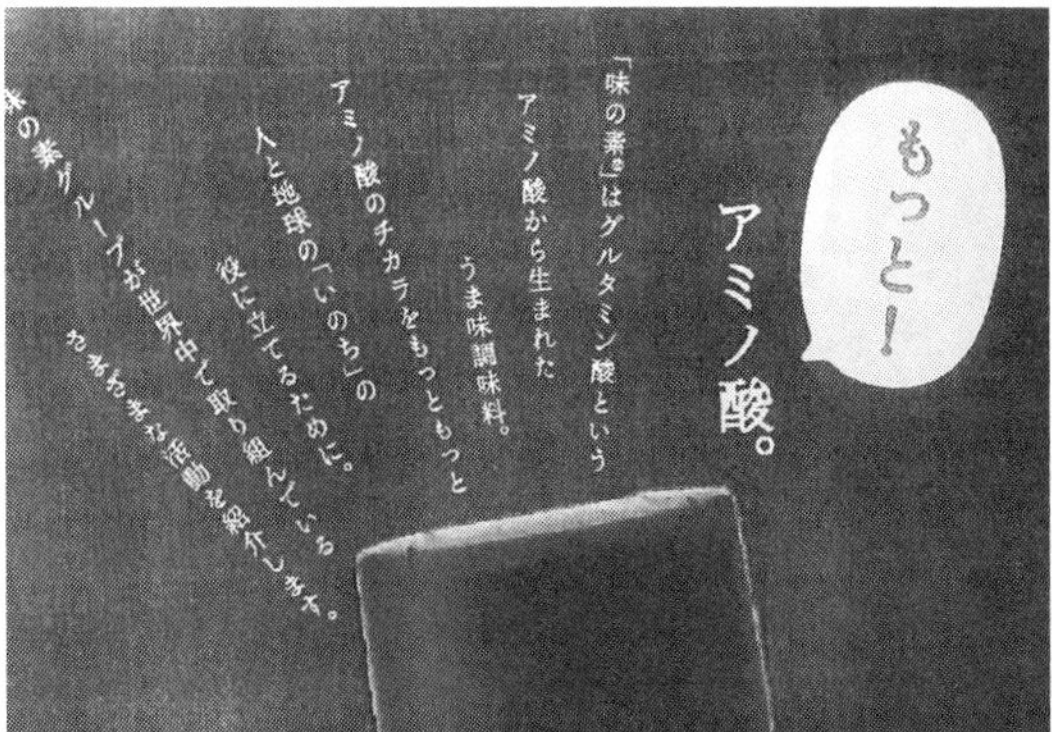

（図42）「アミノ酸のチカラをもっともっと……」とは！

「味の素＝だし」とウソツキ広告

海外の〝味の素〟広告は、もっと悪質である。

「……〝AJINOMOTO〟で、〝DASHI（だし）〟を楽しもう！」と「味の素」イコール「だし」と言い切っている。（図43）

和食ブームへの悪質な便乗そのもの。これで、海外の消費者だけでなく、シェフなども「味の素で和食のだしがとれる」と信じ込んでしまう。

こんな詐欺広告を海外で流せば、人々は「〝AJINOMOTOイコールDASHI〟と錯覚するのも当然だ。

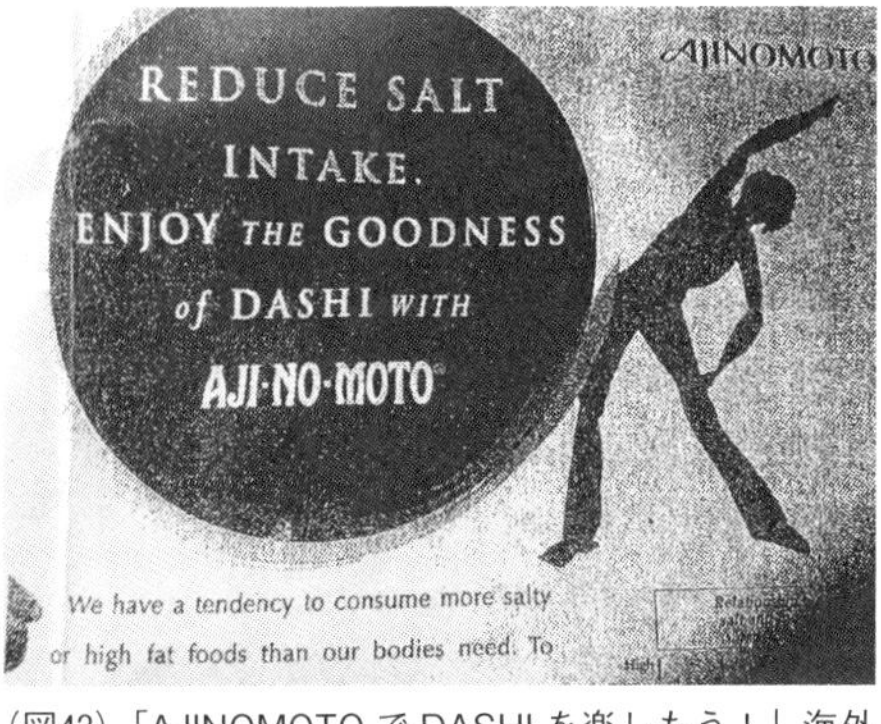
AJINOMOTO
REDUCE SALT
INTAKE.
ENJOY THE GOODNESS
of DASHI WITH
AJI-NO-MOTO
We have a tendency to consume more salty
or high fat foods than our bodies need. To

（図43）「AJINOMOTO で DASHI を楽しもう！」海外でもウソ広告

「解離」しないグルタミン酸ナトリウムが毒性を発揮

味覚、健康、文化が破壊される

まわりの人に聞いてみるがいい。

「味の素って、なにだと思う?」

「アミノ酸でしょ?」「グルタミン酸だよ」

一〇中八、九、こう答えるはずだ。まさに、犯罪的な〝洗脳〟工作戦の勝利である。

こうして、人々は「味の素は健康にいいアミノ酸」と信じて、子どもにも食べさせる。

オルニー博士らが「子どもの脳を破壊する神経毒物」と警鐘を鳴らしていることなど、夢にも知らない。こうして、日本人の味覚破壊、健康破壊は進んでいく。

次に起こるのが食文化の破壊である。不当表示、犯罪広告で、味の素が〝グルタミン酸〟だとかんちがいした人々は、昆布のだしをとる感覚で、味の素を使い、さらに〝ほんだし〟を使うだろう。これこそ、伝統食文化の破壊である。

その味の素社が「食の文化シンポジウム」なるものの主催している。

まさに、噴飯もの。冗談も休み休み言ってくれ、と言いたくなる。

すでに日本は芯まで腐っている……

工作資金約六億五〇〇〇～七億五〇〇〇万円⁉

食品表示法の精神は、「消費者に食品の正しい情報を伝える」ことにある。

しかし、従来の表示「化学調味料：グルタミン酸ナトリウム」を「アミノ酸等」に変えたことは、この表示目的にまっこうから反する。

そもそも、「グルタミン酸ナトリウム」は、「アミノ酸」でない。

だから、完全な詐欺表示だ。

この悪質な犯罪表示が登場したのは一九九一年七月からだ。

当時の管轄は厚労省である。（食品衛生法に基づく原材料表示）

だから、この「アミノ酸等」表示を決定したのも、当時の厚労省役人である。

なぜ、この役人は、明らかに消費者に誤認を与える虚偽表示を採用したのか？

現在の食品基準審査課、担当者自身が「なにが入っているかわからない」「問題ある表示」と困惑し認めているほどなのだ。

ここで、わたしの元に、内部告発が寄せられてきた。

それは、担当者の個人名まで特定するものだった。厚労省の役人に、約六億五〇〇〇万～七億五〇〇〇万円ほどの〝工作資金〟が渡った……という生々しいものだ。

それが、事実なら、「アミノ酸等」の五文字を獲得するために、莫大なカネが動いたことになる。表示の一文字に、一億円以上が費やされたことになる。

それも、ありうる話だと思う。

このクニの政治は、カネで買われ、カネで動かされている。

すでに日本は芯まで腐っている。馬鹿正直な国民も、そろそろ目覚めるときである。

いっぽう、海外で、新しい風がふき始めた……。

米国表示義務で「カップヌードル」も脱MSG

米国でMSG表示義務化

「健康在食」これも、伊澤氏(前出)のモットーである。

「……生命は食に依存する。身体は食がつくる。したがって、良質の食を選ぶことは、必然である。つねに無添加食品・自然な食品の摂取を心がけること。『添加物:調味料(アミノ酸等)』と表示されているものは、グルタミン酸ナトリウムが主である。グルタミン酸ではない。英語では〝Mono Sodium L-Glutamate〟略してMSG。味の素の成分は、グルタミン酸ナトリウムが市販用は九七・五%。業務用は九九%である」(伊澤氏)

米国では、二〇一七年に、あらゆる食品の「原材料表示」に「味の素」は、「MSG」

と表示することが、義務づけられた。

「グルタミン酸ナトリウムは中華料理店症候群すなわち一過性自律神経失調症と食味障害を起こす。また、『キレル』症候群を起こすともいわれている」(同)

わたしは、日本の食品産業の長で、これほど明確に真実を語っておられることを、誇り高く思う。それも、東北財界、屈指の指南役でありご意見番だ。

このような硬骨漢の経済人がおられることは、日本にとっても救いである。

右顧左眄《うこさべん》で、御身大事、ただ保身に汲々とする御仁が多い昨今、まさに、オールド・リベラリストの真骨頂を見せていただいた思いがする。じつに痛快である。

それにしても、アメリカ本国でも「化学調味料」(味の素:MSG)の表示義務が定められたとは、じつに心強い。米国ですら「味の素の〝雲隠れ〟作戦」を許さない。

カップめん、米国で脱MSG

本家、味の素は日本では「アミノ酸等」という詐欺表示のかくれミノで、正体を隠している。しかし、アメリカは、それを許さなかった。

化学調味料（グルタミン酸ナトリウム）を添加した食品は、すべて「ＭＳＧ」という表示義務を課せられた。（図44、45）

この決定に焦ったのが日清「カップヌードル」である。

なぜなら、アメリカ国内では、ＭＳＧのイメージはよくない。インテリなら中華料理店症候群はだれでも知っている。それは、もはや世界の常識でもある。

知らぬは日本人ばかりなのだ。

そこで、日清食品がとった選択には、おどろかされる。

米国で販売する「カップヌードル」から、それまで主要添加物だったＭＳＧを全廃したのだ。つまりアメリカでの表示義務に押されて、脱「味の素」を強行したのだ。

その代わりに加えたのが「タンパク加水分解物」というから苦笑する。

この味の素離れは、これからも、さまざまな企業で起こりそうだ。むろん、かれらは、お客様の健康ではなく、みずからのイメージダウンを恐れたからである。

ＭＳＧ表示義務に先手か

このカップヌードルの〝変身〟は、さすがにニュースで流れた。

「……米国でもファンの多い『日清食品カップヌードル』が、一九七三年の現地発売以来、初めてレシピを大幅に変更し、話題になっている。変更は、塩分の削減、人工香料の自然香料への切替え、そしてMSG（グルタミン酸ナトリウム）の添加中止の三点。MSGは、『味の素』が主成分だ。背景には、米消費者の自然志向、健康志向がある」（『Yahoo!ニュース』）

つまり、「できるだけ自然なものを食べたい」という消費者ニーズだ。

「それは、かつてないほど高まっている。同様の傾向は、EU諸国でもみられるなど、先進諸国の現象となりつつある」（同）

日清食品の英断に、現地メディアも注目。『ロサンゼルス・タイムズ』紙も「消費者の健康志向が高まる中、カップヌードルが史上初めて、レシピを変

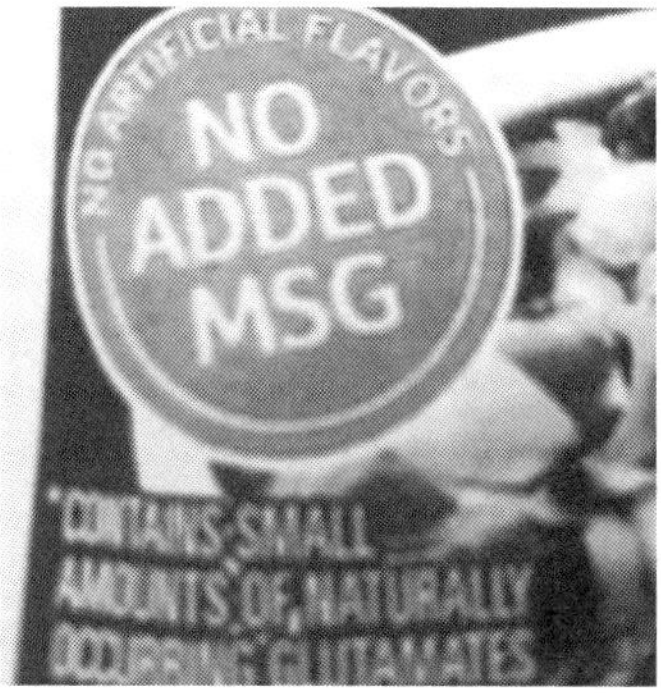

（図44）カップめんも、ついに脱MSG！

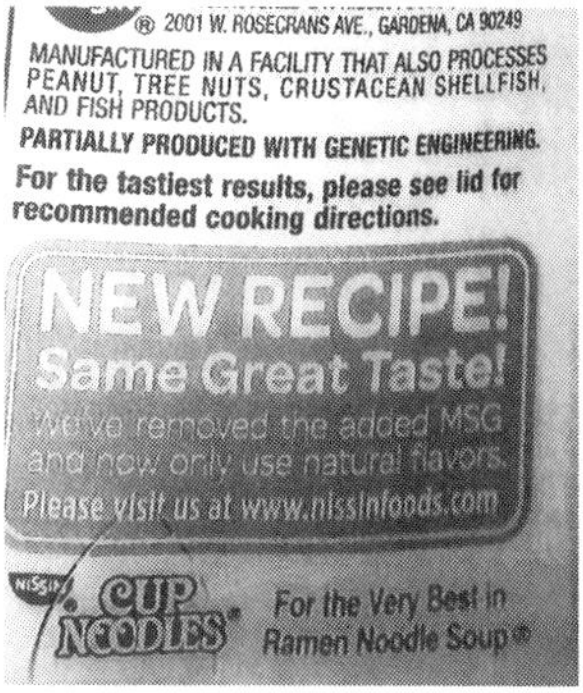

（図45）「健康・自然」志向は世界の流れ

更」と大きく伝えた。アメリカ日清のA・ムルタリ社長は「お客様の声を聞いた結果」と胸を張る。

それが（1）NO！　MSG、（2）人工香料をやめる、（3）塩分を減らす…だった。

米国カップヌードル脱MSG決断の最大理由は、MSG表示義務化だろう。

MSGを添加した食品を食べて、頭痛や吐き気など、さまざまな症状を訴える例が多数、報告されているため、米国食品医薬品局（FDA）は、MSG添加食品に、表示を義務づけたのだ。

「MSG表示があると、消費者は、『カップヌードル』を買わなくなる。そこで、先手を打って、MSG無添加とした」。これが、語らざるホンネだろう。

「米国に進出している日本の食品メーカーをふくめ、『MSG無添加』を強調する企業は多い。はたして、MSGと決別した新生『カップヌードル』は、自然志向、健康志向を強める米国の消費者の心をつかむことができるだろうか」（同ニュース）

いまや世界の常識、〝No! MSG〟

香港も「不落味精、不要味精!」

昨今は、世界中で健康志向が高まっている。

伊澤氏(前出)は、続ける。

「……香港の料理店では、看板やメニューに『不落味精』(味の素は、使っていません)と表示している。または、〝No MSG〟や〝No Added MSG〟(MSG無添加)と表示している。お客は、『不要味精!』(味の素は不要。入れないでください)と注文しています」(伊澤氏)

アメリカ西海岸やニューヨークなどに行くと、中華料理店には「No MSG」という看板が、あたりまえのように見られる。欧米の健康意識は、そこまで高まっているのだ。

ここでも、悲しいほどに立ち遅れているのが日本人である。
マスコミが完全に超ビッグスポンサー、味の素に牛耳られている。
そのため、こんな情報は、ぜったいに消費者、国民の耳に入らない。

MSGドーピングで大失態

そんな、日本人に伊澤氏は、こうアドバイスする。

「……グルタミン酸ナトリウムは、人種により、または個人差により耐性は異なる。白人は弱い。黒人は強い。黄色人種は、その中間。個人差がよりある」

この人種格差が、オリンピック選手村の食事で、ドーピング・スキャンダルになるのでは……と、伊澤氏は心底、危惧している。

「……味の素社は、オリンピックのオフィシャルパートナーです。そして、〝勝負飯〟といって、出場選手たちに、MSG入りの食事を食べさせると公言しています。MSGは、世界中で知られている神経毒です。それを、よりによって、選手村の給食で出場アスリート全員に食べさせる、という。この神経毒には、白人が一番弱い。一時的に自律神経をマヒさせたり、シビレさせる。体操競技など実に微妙な反射神経が求められます。そんな選手に、神経毒物を密かに食べさせる、という。それも、その毒物MSGには、白人選手が一番、過敏で弱い。これは、オリンピックの後『悪質なドーピングだ！』と非難されませんかね。これは国辱もののスキャンダルになりますよ」

かのロシアは、国をあげてのドーピングで、国際社会の信用を失った。

次は、日本の番ではないか？

わたしは、味の素社そして日本のために憂慮している

このままでは、同社も、そして、愛する日本も、国際社会の信用を失うだろう。

マスコミ〝洗脳〟料理記事も要チェック

店で「アミノ酸等」をチェック

本書を、ここまで読んだ人なら、もう子どもに味の素（ＭＳＧ）入りの食事を食べさせたいとは思わないだろう。また、買い物のときも「アミノ酸等」の表示があったら、パスするようになるはず。伊澤氏も、アドバイスする。

「……コンビニ、スーパー、デパートでのあらゆる食品加工品を、購入のさいは、絶対に買わない自衛意識が必要である。ただし、量り売りや通信販売カタログには、添加物の表示がない。自分の健康は自分で守る。もちろん、家族の健康も……」

あなたは、ほとんどの加工食品に、「アミノ酸等」表示があることに、あきれはてるはずだ。これが、味の素による食文化の〝破壊〟なのだ。

しかし、かたくなに無添加で本物の味を、守っている良心的な業者の方も多い。

「アミノ酸等」の食品をボイコットして、無表示の食品を選ぶ。

これは、まさに悪貨が良貨を駆逐するの逆バージョン。

一人ひとりが、「アミノ酸等」商品を買わずに、無添加の商品を選ぶようにする。

そうすれば、今度は、良貨が悪貨を駆逐することになります。

味の素社が滅びて、自然食品業者が栄える。

そのとき、人々は、真の心身健康と食文化をとりもどすことができるのです。

味の素〝洗脳〟料理記事

「マスコミもいかんですよ」

伊澤氏は、『河北新報』(2019/6/3)の記事コピーを送ってくださった。

「栄養ある食事を手軽に」と見出し。家庭欄の料理ページ。

一見、ふつうの料理記事だが……。本文を読んで、あきれた。

「……『手のこんだ料理を、作るのはおっくう』という人も多いはず。そこで、東日本大震災の被災地で、被災者向けの料理教室を行っている公益法人『味の素ファンデーション』（東京都中央区）に、手軽で栄養もしっかり取れるメニューを教えてもらった」

なんのことはない、味の素社の宣伝（〝洗脳〟）記事だった

むろん、新聞社もＰＲ費用（広告料）を受け取っているはずだ。

しかし、そもそも「広告」とも「ＰＲのページ」とも、断っていない。

これでは、読者はふつうの料理記事と思って当然だ。味の素社の広告・販促企画であることは、たとえば「ピリ辛豆乳冷やし汁」レシピを見ると、ハッキリする。

材料に「うま味調味料」「めんつゆ」「鶏ガラスープ」。これらは、すべて味の素社の即席調味料。そこには、いうまでもなく、ＭＳＧがたっぷり入っている。

世が世なら不敬罪？　インドネシア「Ｍａｓａｋｏ」

小和田雅子様の名前から

伊澤氏は、一九九一年ごろ、奥様とインドネシアのバリ島を旅行したとき、目を疑うものを発見した。

それが、「Ｍａｓａｋｏ」なる商品。（図46、47）

「アレッ！」と目が釘付けに。なぜなら、奥様の名前も〝マサコ〟だったから……。

中身は「牛肉スープの素」。だから可愛い牛のイラスト入り。上に「ＡＪＩＮＯＭＯＴＯ」と書かれている。まさに、味の素社の化学調味料！

なぜ、「Ｍａｓａｋｏ」なのか？　どうして、こんな奇妙な名前がついたのか？

現地人通訳にたずねて、その名前の由来にびっくり。

「……『ｍａｓａｋ《マサック》』とは、インドネシア語では、『料理する』という意味であり、ちょ

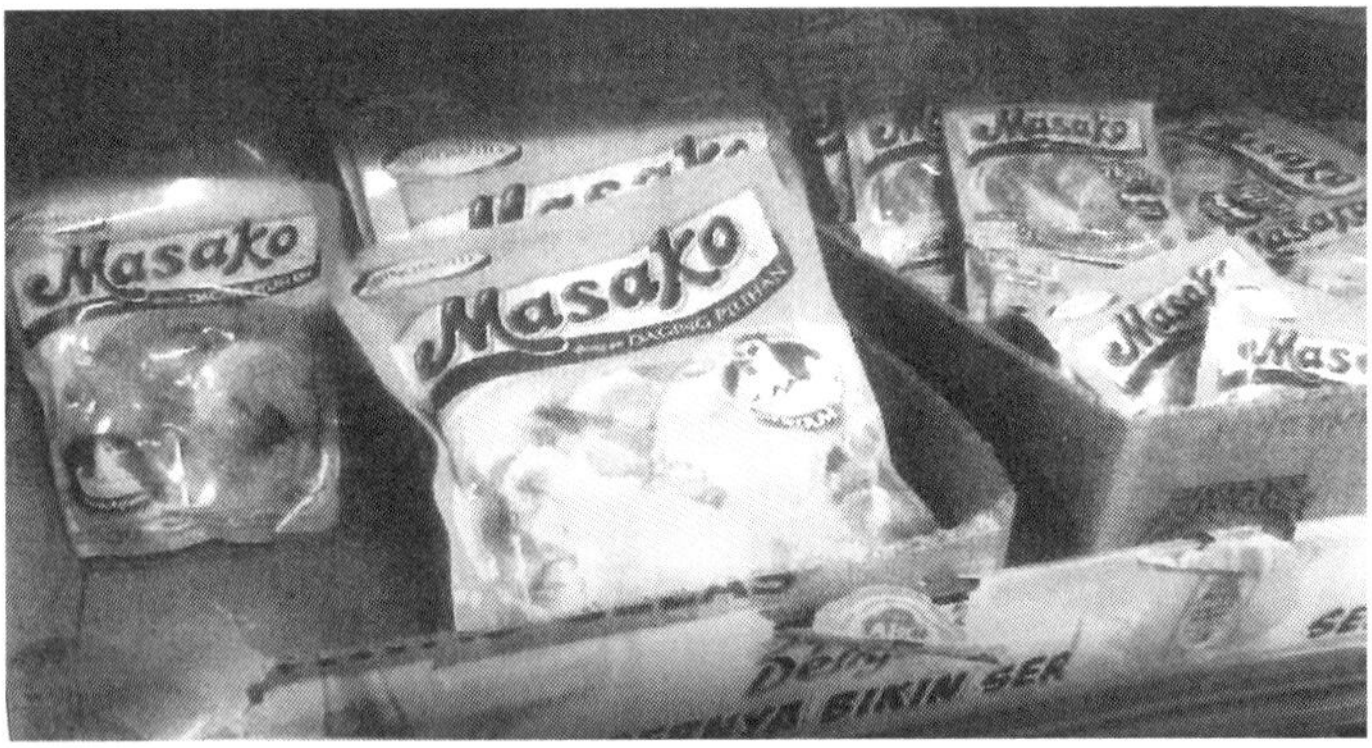

（図46）インドネシアの店頭は「Masako」だらけ……

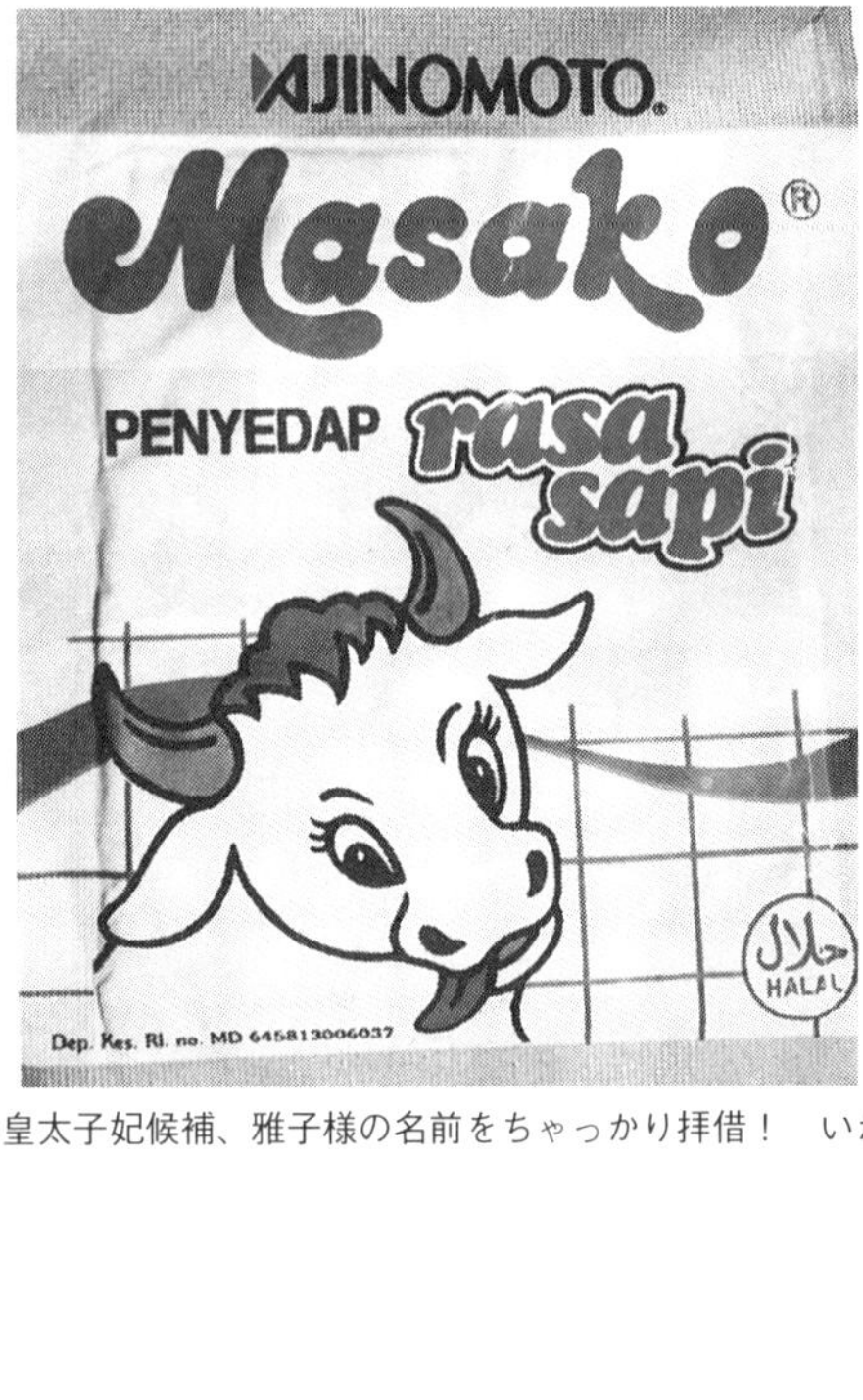

（図47）当時の皇太子妃候補、雅子様の名前をちゃっかり拝借！　いかがなものか？

うど、小和田雅子様が、皇太子妃になるのではというニュースが、インドネシアでも話題となっていた。『Ｍａｓａｋｏ』という名前が流行ったので、それにあやかって『Ｍａｓａｋｏ』にした」

これは、文字どおりインドネシア番〝便乗商法〟……。

あるある「Ｍａｓａｋｏ」だらけ

その他、伊澤氏が調べてみると、あるわあるわ、「Ｍａｓａｋｏ」ブランドの現地味の素社の化学調味料類が、ズラズラ売られていた。

これは、同国ではもっとも人気のある「うま味増強調味料」や「スープの素」。すべてのに商品パッケージに「Ｍａｓａｋｏ」と大きく印刷。つまり、〝マサコ〟とは、インドネシア語で、〝化学調味料〟という意味になってしまった。

しかし、一国の皇太子のお妃候補の名前を、よりによって、有害性が問題になっている化学調味料の名前に、ちゃっかり使うとは、はたしていかがなものか？

さらに、伊澤氏が購入して容器をチェックして見たがＭＳＧという表示は、どこにもない。

「……メーカーは『ＡＪＩＮＯＭＯＴＯ　ＩＮＤＯＮＥＳＩＡ社』です。一国の皇太子妃、そして（今は）皇后陛下の御名前です。米国においては『健康に害がある』として加工食品等に、『表示義務』があるＭＳＧ入り味の素製品が、海外において、販売されている事実を、どのように考えられますか？　世が世であれば『不敬罪』になるのではないか、と話題になるでしょう。『ノー！　ＭＳＧ』は、アメリカにおいては、常識です。宮内庁のご意見も欲しいところです」（伊澤氏）

味の素本社に責任あり

さすがに、この「Ｍａｓａｋｏ」は、日本のネット上でも、話題になっている。

そこには、店頭でズラリ並べられた化学調味料「Ｍａｓａｋｏ」の写真。

「……インドネシアは、親日国家であり、スーパーやショッピングモール、コンビニなどには、いたるところに日本の商品や日本語を連想させる商品表記があります」（ブログ『知る蔵』）

皇后の名前の借用も、その一環でしょう。

「……マンガ、アニメ、ハラジュクをはじめとして、日本の文化から食べ物まで、広範囲に及び、日本のイメージを感じてもらうことは、今や一つのビジネス・マーケティング手法」。そんなインドネシア市場を、いちはやくキャッチしたのが味の素社をはじめとする食品業界というわけ。

インドネシア現地の人の発案ではなく、味の素社のアイデアのようだ。

「天下の味の素やキッコーマンは、庶民層にも広く受け入れられており、中でも味の素社が製造している『マサコ』は、インドネシアの調味料のシェアも六割以上を占める定番商品です」（同）

「Masako」は即変えなさい

だから、同国スーパーの棚は、「Masako」だらけ……。

これは一種の国辱ものでは？　安全性に問題のある商品に、日本の皇后の名前を借用して命名した商品であることに、変わりはない。

宮内庁は、名前の変更をＡＪＩＮＩＭＯＴＯ社に、求めるべきでしょう。

その最大責任は、日本の味の素社にあります。現地法人は、その傘下あるのです。

天皇も妻の名前が便乗商法で、現地で呼び捨てにされ、調味料パッケージに印刷されて売られている現状を、けっして快くは思われないはず。

味の素社は、皇后の名前に便乗した食品を販売し続けることを「問題なし」と思っているのでしょうか？

その名を冠した「化学調味料」が名称変更を余儀なくされるのも、時間の問題でしょう。

第8章

オリンピック選手村で出したら〝ドーピング〟！

――それは、日本の恥、味の素社の恥です

アスリート食に神経毒MSGは狂気のさた

MSG発作を思い出せ

味の素社は、東京オリンピック二〇二〇のスポンサー企業である。

その選手村のメニュー選定にも、大きな権限をもつことになるかもしれない。

そこで、大きな懸念と不安が生じるのである。選手村の給食にMSGが使われたら……。

先述のように、MSGは神経毒物である。その感受性には、人種的な格差がある。

もっとも過敏なのは白人である。だから、中華料理店症候群は欧米各国で多発した。

次は黄色人種である。日本で発生した「酢昆布」事件のように、やはり、急性毒性の症状が現れている。もっとも、耐性が強いのは黒人といわれる。

むろん、人種的な格差のほか、個人でも体質差で、症状が強く出る選手もいれば、あまり、出ない選手もいるだろう。

しかし、中華料理店症候群の発作を思い出してほしい。

「心臓が苦しい」「首が痛い」「手がシビレ動かない」「座ると動けない」

これは、フカヒレスープを飲んだ後に、おそわれた人の症状。料理に添加されていたMSGによる急性中毒です。

この特徴は、自律神経を失調させること。オリンピックに出場するアスリートにとって、それは、ゆゆしきことです。すべての競技に、とぎすまされた運動神経が要求される。

ゼロコンマ一秒、わずか一センチの差が勝敗を分ける。

ほんの一瞬でも運動神経が狂えば、失格、敗北につながる。

MSG添加食が〝勝ち飯〟？

欧米をはじめ、世界中の中華料理店などでは「NO！ MSG」の看板があたりまえです。アメリカが全食品に「MSG」表示義務を定めたのも、国民の健康志向を反映したからです。同国内の「カップヌードル」が脱MSGを実行したのも、同じ理由です。

これら、脱MSGの風潮は、「化学調味料に神経毒性など、さまざまな有害性がある」ことが、広く知られてきたからです。

そんなときに、味の素社は、東京オリンピックの日本代表選手に、MSG入りの食事を食べさせている！

耳を疑い、目を疑う。味の素社は、それを「勝ち飯」と呼んで自画自賛している。

もはや、その正気を疑う。

「ほんだし」たっぷり混ぜ〝パワーボール〟！

勝てるカラダづくり食堂？

味の素社は、東京オリンピックのスポンサーの地位を獲得した。

同社の広告を見れば、その理由がよくわかる。（図48）

なんと、ロコツなオリンピック便乗商法だろう。

そこには、わが国を代表するスター選手たちがズラリ。卓球の伊藤美誠選手を中心に、バドミントン・奥原希望、空手・植草歩、喜友名諒、水泳・瀬戸大也……などなど。

その広告効果は、バツグンだ。

そこで、発揮されるのが、スポンサーとしての政治力だ。

国民のあこがれのスター選手たちを、ほとんど、タダ同然で自社広告に起用できる。

そのPR効果、販売促進効果は、絶大だ。他社は、指をくわえて、見ているしかない。

味の素社は、その広告紙面で得意気に、こう宣言している。

「……味の素㈱は、二〇〇三年より、公益財団法人・日本オリンピック委員会（JOC）共同で、日本代表選手団を『食と栄養』の分野で支援する『ビクトリープロジェクト』を行っています。二〇一〇年からは『味の素ナショナルトレーニングセンター』内の栄養管理食堂SAKURA Dining、通称『勝ち飯』食堂において、勝てるカラダづくりのための食事プログラム『勝ち飯』を展開……」

あなたは、これを一読して、絶句したはずだ。

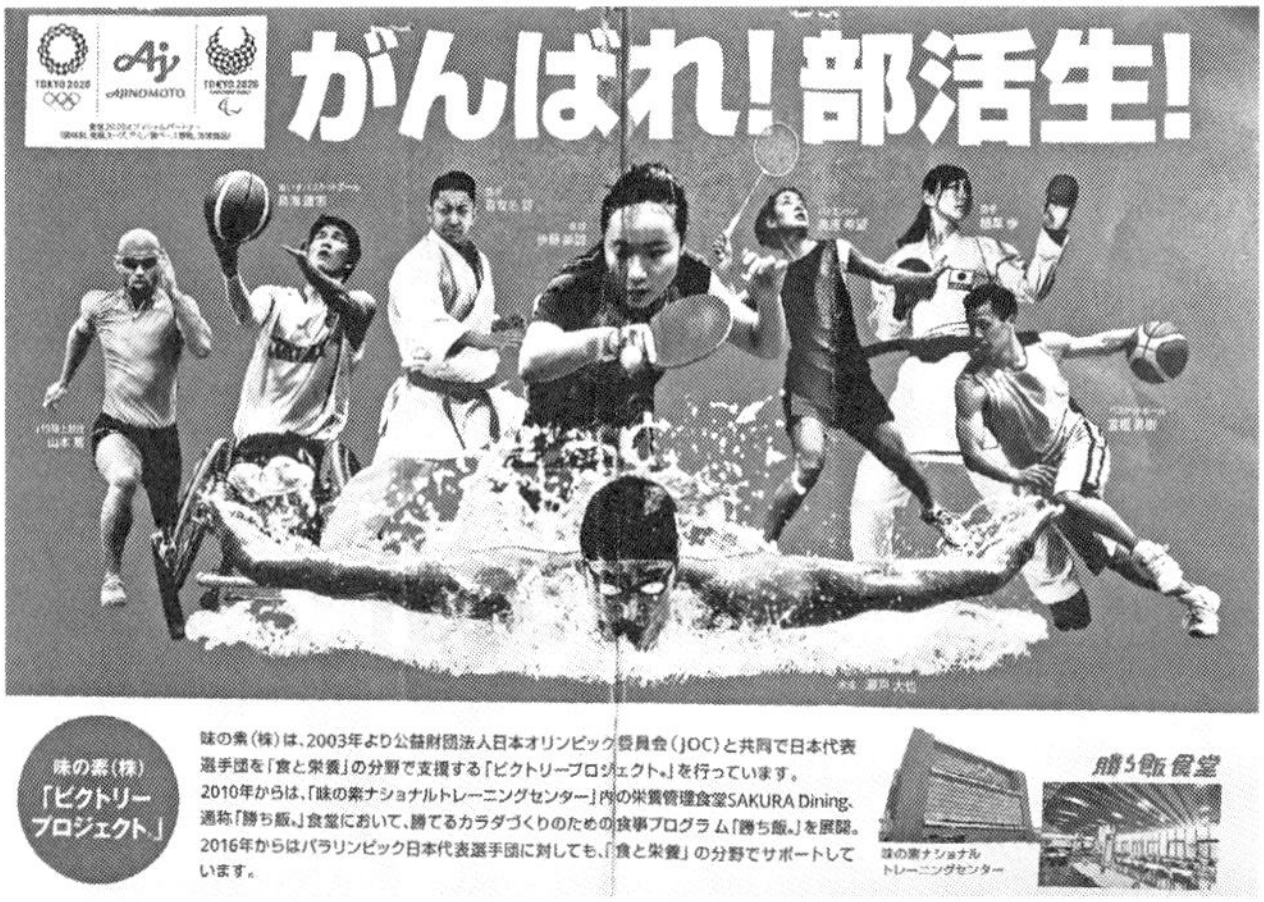

（図48）有名オリンピック選手を動員、恐るべき広告戦略

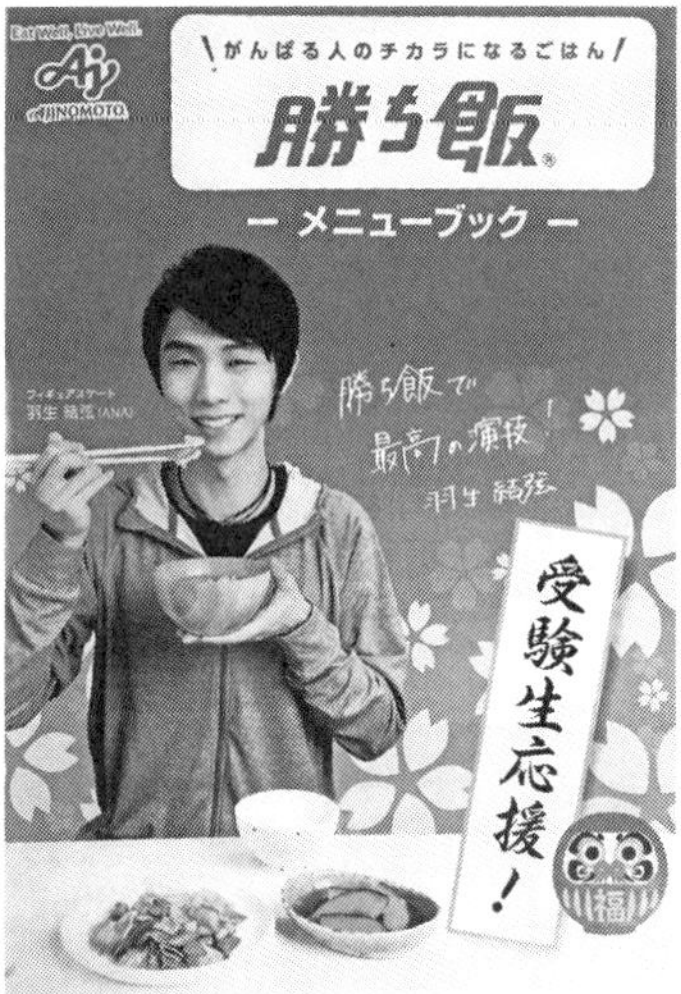

（図49）羽生選手まで MSG を食べさせられる⁉

ねらいは「ほんだし」売り上げ増

味の素社は、日本のオリンピック候補選手の〝強化〟のため「勝ち飯」なるものを食べさせて『勝てる』カラダづくりをしている」というのだ。

その「勝ち飯」なるものとは、いったいなんだ？

それを、解説するのが、『勝ち飯―メニューブック―』だ（図49）。

「がんばる人のチカラになるごはん！」の見出し。なんと、そこにはフィギュア・スケートの金メダリスト、羽生結弦《ゆずる》選手が、（つくり？）笑顔で、ポーズをとっている。

「勝ち飯で最高の演技！」とサイン入り。

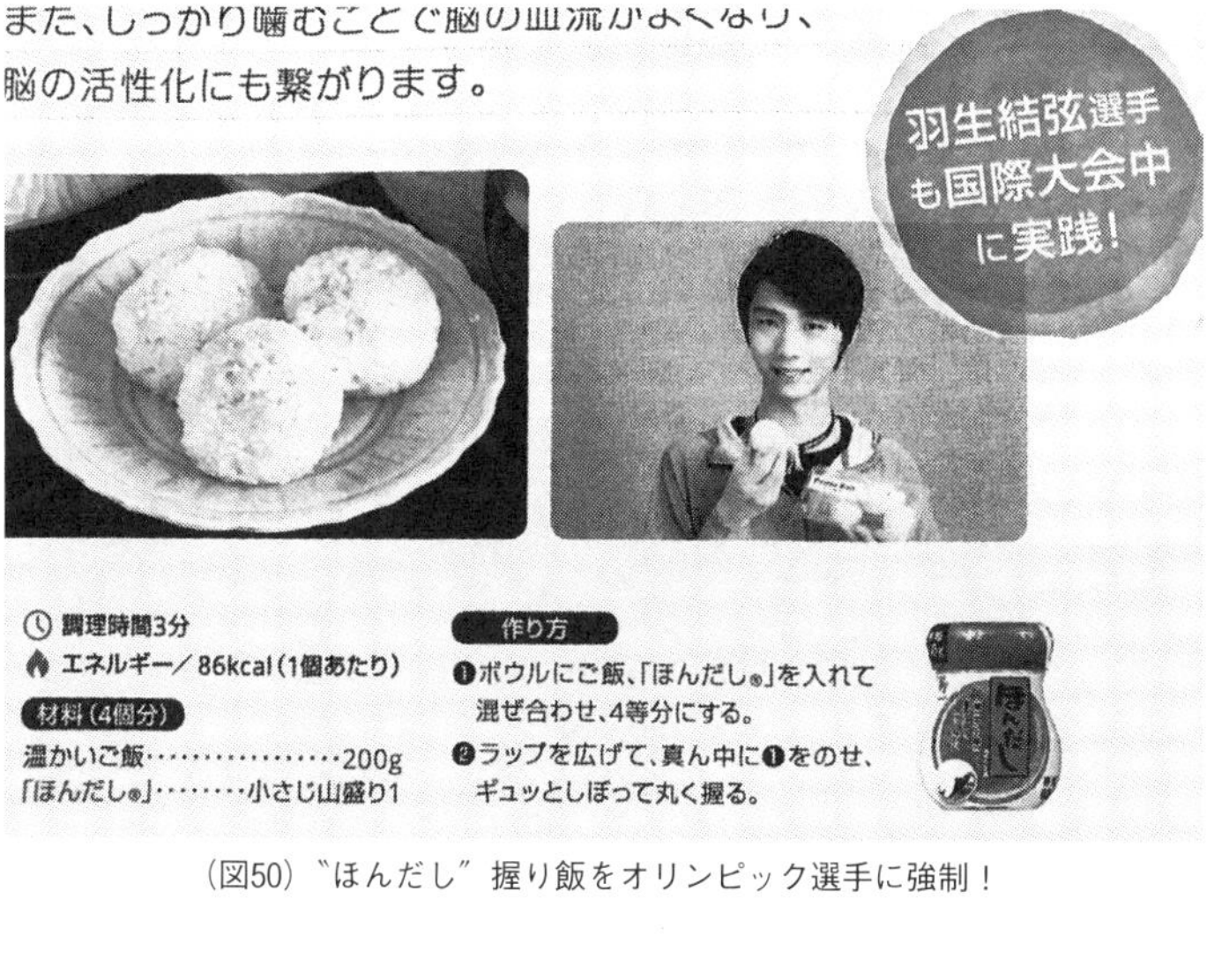
また、しっかり噛むことで脳の血流がよくなり、
脳の活性化にも繋がります。
羽生結弦選手も国際大会中に実践！
調理時間3分
エネルギー／86kcal（1個あたり）
材料（4個分）
温かいご飯………………200g
「ほんだし®」………小さじ山盛り1
作り方
❶ボウルにご飯、「ほんだし®」を入れて混ぜ合わせ、4等分にする。
❷ラップを広げて、真ん中に❶をのせ、ギュッとしぼって丸く握る。
ほんだし

（図50）〝ほんだし〟握り飯をオリンピック選手に強制！

次のページで、「勝ち飯」の正体が明らかになる。

それが、〝パワーボール〟。はやくいえば、〝おにぎり〟。

その作り方に、またもや、目がテンに！

「材料：温かいご飯、二〇〇グラム。『ほんだし』小さじ山盛り」とあり、ビックリ。

「作り方：ボウルにご飯、『ほんだし』を入れて混ぜ合わせ、四等分にする。ラップを広げて、真ん中にのせ、ギュッとしぼって、丸く握る」（図50）

なんのことはない。たんなる「ほんだし」を混ぜ込んだおにぎり。味の素社の目的は、ただ一つ。同社主力商品「ほんだし」の売り上げ増である。その主成分は、神経毒物ＭＳＧである。その売り上げ増の広告塔にひっぱり出された羽生選手こそ、いい迷惑だ。

この「勝ち飯」広告パンフには『勝ち飯』はご家庭でも簡単に作れます」とあり、その下には味の素社の「ほんだし」「コンソメ」「鶏がらスープ」……などがズラリ。

オリンピックの「勝ち飯」に引っかけた、同社の販売戦略が見え見えだ。

すでに日本選手たちは、MSG漬けに

強制的に食べさせる

神経毒MSGを混ぜたオニギリを食べさせられる選手たちは、たまったものではない。ところが、味の素社は、国際大会にまで出かけて、選手に〝強制的〟に、食べさせているのには、あきれた。

たとえば、二〇一八年八月一八日に開幕したジャカルタ・アジア大会の現地ルポ。

「……食品大手『味の素』が、おにぎりや栄養補助食品の提供などで選手を後押しする」

「契約する水泳、バドミントン、空手、ハンドボールの四競技には、『パワーボール』と呼ぶおにぎりを配達する。日本から派遣する三人の料理人が、現地で、米にだしの味付けを施し、賞味期限を延ばすアミノ酸も加える。試合前や合間に、食べやすいように小ぶりに

握り、四～五個をパックして、選手村や会場に届ける。大会期間中に約二〇〇〇パックを提供予定だという」（『産経新聞』２０１８／８／18）

もはや、選手たちは、この強制を拒否することすらできない。上に立つコーチが、それを許さないだろう。すでに、日本のオリンピック候補選手たちは、ＭＳＧ漬けなのだ。

これで、ＪＯＣは「金メダル三〇個を、狙う」という。

選手に神経毒を混ぜたおにぎり食べさせて……それはムリだ。

しかし、日本は、いったい、どこまでトチ狂っていくのだろう。

羽生選手を転倒させた？

ある食品業者から便りが届いた。

「……東京オリンピックをひかえ、スポーツ界が盛り上がりを見せる最中、味の素社のスポーツ選手を宣伝媒体とした取り込みに、強い怒りを覚えております。中でも、先日、行われたフィギュアスケートの全日本選手権大会において、優勝が最も有力視されていた羽生結弦選手が転倒し、優勝を逃してしまったわけですが、彼は『味の素』の広告塔も務めており、〝勝ち飯〟などとうたい、また『パワーボール』と称して、『ほんだし』を混ぜ込んだおにぎりも推奨しておりました。結果、あれほど強く安定していた羽生選手の競技パフォーマンスは、味の素（MSG）の継続摂取により低下してしまったのではないか、と関連性を疑わざるを得ません」

これは、業界からの憂慮をこめた便りです。

そういえば、羽生選手は、彼らしからぬ転倒で、周囲を驚かせた。

フィギュアは〇・一秒以下の反射神経が求められる。神経毒MSG入りの「ほんだし」を混ぜた握り飯を〝強制的〟に食べさせられたヒーローの悲劇かもしれない。

便りに添えられた味の素社「勝ち飯メニュー」には「がんばれ部活生！」とある。（図48）。なんと、彼らが狙っているのはオリンピック選手だけではなかった。

クラブ活動の生徒たちまで、MSG入り飯を〝食べさせる〟魂胆なのです。

そのなりふりかまわぬ商魂に、利用されるアスリートたちが、気の毒です。

選手と「勝ち飯」を食べよう！

東北財界のご意見番、伊澤氏も、この味の素社の「勝ち飯」キャンペーンには、あきれ返っている。

「……『東京オリンピックをめざす選手と〈勝ち飯〉を食べよう！』仙台七夕での仙台駅の、味の素の広告です。『勝ち飯』のメニューの一つは、おにぎりに『ほんだし』をまぶすのだとか。広告中の味の素製品の六品の主たる成分はグルタミン酸ナトリウムすなわちMSGです」

食品に潜むMSGの味覚破壊、健康破壊そして、食文化の破壊に警鐘を鳴らしてこられた一言居士は、こう問う。

「……日本選手は、本当に勝てるのか？」

アイスホッケー選手として、ギネスブックもののシニア記録保持者・伊澤氏は、アスリートとして本気で心配している。

選手たちに、〝強制的〟に食べさせている化学調味料の有害性を熟知しているからだ。

彼は、配付パンフで広く呼びかけている。

「日本のナショナルトレーニングセンターは、『味の素トレーニングセンター』です。『NO MSG!』『NO!』味の素。オリンピック選手村の食事は、味の素入り……」

選手村の食事も、味の素社が支配する

味の素社はJOCと一心同体

このように、東京オリンピックを前にして、日本の候補選手たちは味の素社に制圧されてしまった。選手たちへの同社「勝ち飯」強制がその典型だ。

それが、選手強化策だというのだから、あきれはてる。

選手たちは、MSG入りの食事から、逃れるすべがない。

これでは、海外の選手たちも同じ運命をたどりかねない。

味の素社は、オリンピック選手村の食事利権も、ターゲットに置いている。

選手村の食事は、いったいどうなるのか？

調べてみた。

大会組織委員会（ＴＯＣＯＧ）によって、決定された項目は、以下のとおり。

「組織委員会の責任において、飲食提供を行うエリア」として以下があげられている。

「選手村」「競技会場」「練習会場」「ホスピタリティセンター」……など。

つまりオリンピック関連会場の飲食利権は、すべてＴＯＣＯＧが握っている。

そしてスポンサー味の素社はＪＯＣと一心同体で大会組織委員会に取り入って、選手〝強化〟を推進しようとしている。

菜食主義者はどうなる？

さて――。

「飲食」に関する決定事項に以下の記述ある。

「食習慣への配慮」「アレルギー情報の提供」に混じって「食材を通じた意図しないドーピングの防止」。まさに「ＭＳＧ混入による選手の神経毒急性中毒」は、それに該当する。

しかし、そのことに注意を喚起する一文は、どこに見られない。

つまりは、MSG問題は、無視する。それも、超大手スポンサーへの〃配慮〃だろう。

「多様性への配慮」には「食習慣や宗教上の制約に配慮し、多様な選択肢を用意、配慮内容の情報提供」とある。

「食習慣」とは、まさに「ベジタリアン（菜食主義）」「ヴィーガン（完全菜食）」などを指す。また「化学調味料（MSGなど）入りの食事は食べない」も、立派な「食習慣」である。これらに、どう「配慮」するのか？

欧米では、一〇年で一〇倍という勢いでヴィーガンが激増している。

すでに、アメリカ、カリフォルニア州では、以下の州法が制定されている。


「州内のすべての刑務所は、給食にヴィーガン食を提供しなければならない」

「州内のすべてのレストランは、ヴィーガン・メニューを揃えねばならない」

「都内にヴィーガン食を！」（P・マッカートニー）

小池都知事の〝KY〟回答

これにならえば、東京オリンピック施設では、「ベジタリアン食」「ヴィーガン食」を準備・提供しなければならない。

しかし、大会組織委員会の決定事項には明確には記載されていない。

日本人は、これら国際情勢に対して、恐ろしいほどに無知である。

それを示すエピソードがある。

元ビートルズのポール・マッカートニーは、ヴィーガンとしても有名だ。

彼が、小池百合子・東京都知事に親書を送ったという。

その内容は「来る東京オリンピックでは、海外から大勢のヴィーガンたちが、首都、東京を訪問します。しかし、日本の首都に、ヴィーガン・レストランは、極めて少ないのです。そこで、知事にお願いしたい。都内のレストランなどにヴィーガン料理を出すように指導などを行っていただきたい」

これを受けて、小池知事は、ポールに次のように返信したという。

「わかりました。では、毎週月曜日には、都庁舎の職員食堂で、ヴィーガン食を出すようにします」

この回答に、ポールは、ひっくり返りそうにおどろいた。

東京の知事は、これほど知識もなく、意識も低いのか！　彼は往復書簡をネットで公開した。それで、日本の政治家のアホさ、ブザマさが、世界の知るところとなったのだ。

全施設の食は味の素が握る

オリンピック選手村などで提供される料理のの中身が見えてこない。このままでは、日本選手団と同じく、外国選手も一律、ＭＳＧ入りの食事を、味の素社によって、〝強制〟されかねない。

オリンピック施設の「飲食」は、どう決定されるのか？

調べると「飲食提供基本戦略の検討メンバー」なる一覧表があった。（二〇一七月九月

一三日現在）（図51）

取りまとめの「座長」は大久保洋子氏。

どんな人物か？

肩書きは「和食文化国民会議調査・研究部会副部会長」とある。

ネット検索すると「通称：和食会議。和食文化を次世代へ継承するため、その価値を国民全体で共有する活動を展開しています」とある。

そこで「和食会議」の「企業正会員」を検索すると、そこには、味の素株式会社の名前。「団体会員」の欄には「公益財団法人、味の素食の文化センター」。

ナルホド……味の素社と「和食会議」との〝緊密〟なつながりがうかがえる。

ましてや、味の素社は、東京オリンピッ

【参考】飲食提供基本戦略の検討メンバー（2017年9月13日現在）

（座長）大久保　洋子	一般社団法人和食文化国民会議調査・研究部会　副部会長
池田　信太郎	オリンピアン（オリンピックバドミントン日本代表）
小田　敬	オリンピック・パラリンピック大会における選手サポート経験事業者（エームサービス株式会社地区支配人）
勝野　美江	内閣官房東京オリンピック競技大会・東京パラリンピック競技大会推進本部事務局参事官
佐伯　弘一	公益社団法人日本給食サービス協会専務理事
鈴木　志保子	公益社団法人日本栄養士会理事
高戸　良之	オリンピック・パラリンピック大会における選手サポート経験事業者（シダックス株式会社シダックス総合研究所　主席研究員）
田口　亜希	パラリンピアン（パラリンピック射撃日本代表・一般社団法人パラリンピアンズ協会理事）
武田　直克	東京都産業労働局安全安心・地産地消推進担当部長
田中　彰	東京都オリンピック・パラリンピック準備局運営担当部長
田中　健一郎	一般社団法人日本ホテル協会（帝国ホテル専務執行役員　総料理長）
谷上　裕	東京都環境局資源循環推進部長
西　経子	農林水産省食料産業局食文化・市場開拓課長
仁科　彰則	東京都福祉保健局食品医薬品安全担当部長
道野　英司	厚生労働省医薬・生活衛生局食品監視安全課長
山脇　啓造	明治大学国際日本学部教授（東京都多文化共生推進委員会委員長）

5　TOKYO 2020

（図51）オリンピック施設の飲食利権は味の素社が握る

クのスポンサーだ。

つまり——味の素社→和食会議→「基本戦略検討メンバー」（座長）→施設の飲食利権——という、構図が見てとれる。

味の素社が「座長」につくと、あまりに企業支配がロコツだ。

そこで和食会議をクッション（かくれみの）に置いたのだろう。

その意味で「検討会議」そのものが、かくれみの、といえる。

だから、オリンピック施設の飲食支配権は、同社が掌握している。

そうみてまちがいないだろう。

食事プログラムを展開

その根拠は十二分にある。同社は、広告でこう宣言している。

「JOCと共同で、日本代表選手団を『食と栄養』の分野で支援する『ビクトリープロジェクト』を行っている」「『味の素ナショナルトレーニングセンター』内の栄養管理食堂SAKURA Dining、通称『勝ち飯。』食堂において、勝てるカラダづくりのための食事プログラム『勝ち飯』を展開……」

日本のオリンピック選手団について、〝食の支配〟を貫徹した……。〝勝利宣言〟しているのだ。なら、次に狙うのは「オリンピック施設」で提供される飲食物に関する利権の完全支配だ。同社が日本選手団に、強制的に、食わせている「勝ち飯」なるものの中身がそら恐ろしい。

外国選手にも食べさせる？

伊澤氏も、告発、懸念する。

「……おにぎりに『ほんだし』をまぶし、選手に食べさせると宣伝されていますが、『ほんだし』には、『調味料（アミノ酸等）』だけでなく、『酵母エキス』、『小麦たんぱく発酵調味料』、『酵母エキス発酵調味料』が含まれています。選手村の食事にも、『味の素』や『ほんだし』等が使われるのでしょうか？」

このままでは、外国選手も、化学調味料まみれの「パワーボール」を、食べさせられる羽目になりそうです。

「……味の素がＭＳＧと同じものである……ことが米国の選手たちが知ったら、もし知らずに食したら、これは国家ぐるみのドーピングと言われないでしょうか。食事には、一品ごとに（１）『ＮＯ　ＭＳＧ』（無添加）、（２）『ＭＳＧ　ａｄｅｅｄ（添加）、（３）ＭＳＧ　ｕｓｅｄ（使用）』と表示すべきと考えます。いかがでしょうか？」（伊澤氏）

そして、最後に伊澤氏は、こう訴えます。

「……脳神経に異常を生ずる恐れがある添加物は、排除されるべきです」

〝ドーピング〟発覚？　オリンピック後の悪夢

味の素で「負け組」になる

伊澤氏の便りには、日本の選手たちを憂う心情が切々とつづられている。

「……アスリートにとっては、体の維持増強のためには、食事がいちばん大切なことは当然ですが、その中に、含まれている添加物については、ほとんど気にしていないようです。選手村の食事に、味の素、すなわち『グルタミン酸ナトリウム』が、表示されることもなく使用されれば、東京オリンピックは、ソ連並みに、国家的ドーピング事件になるでしょう。食事のメニューの品々に『NO　MSG』『不落味精』と明示されなければ、一大スキャンダルになることでしょう」

わたしも、まったく同感である。

「……味の素による一過性自律神経失調症が起こることは、よく知られている事実です。味の素製品を食べるスポーツ選手は、『負け組』になるのではないでしょうか。味の素社は、大スポンサーかもしれませんが、日本オリンピック委員会（JOC）は、いかにお考えになるのでしょうか？」（伊澤氏）

白人国家から猛抗議が来る？

東京オリンピックが、仮に成功裏に終わったとしても、その後が怖い。白人国家は、ある面ずるがしこい。オリンピック終了後に、こう発表するのではないか。

「……重大な事実が判明した。東京オリンピック選手村で、医学的に神経毒であることが確定しているMSGが、密かに食事に混入されていた。この神経毒は、自律神経失調などの急性毒性が立証されている。この毒物に対して人種的に、白人が過敏であると報告されている。選手村での、この密かなMSG混入について、一部では、白人選手を故意にねらったドーピングとの見方も浮上している。なお、これらＭＳＧ入り給食を、すべて手配したのは、日本の大手食品会社アジノモト社である」


このような外電が配信される日を、想像してみるがいい。

これは、味の素にとっても悪夢だろう。

それだけではない。日本の国際的な信用失墜は底なしだろう。

それも、隠れてやったのではない。同社は「勝ち飯」と称して、誇らしげに、アスリートにＭＳＧ入り給食を提供（強制）してきたのだ。日本オリンピック委員会（ＪＯＣ）は、それを「とがめるどころか協賛してきた」〝ドーピング疑惑〟の共犯なのだ。

この海外からの発表を現実のものとしない方法が、唯一ある。

日本選手、外国選手を問わず、食事にＭＳＧを混入することをすぐにやめることだ。

それが、日本を救う最大の危機管理である。

味の素社と日本国家の名誉を守るために、心よりお願いしたい。

第９章

本物、安心、自然な「食」を求めて――

――人工ではない、やさしい味わいを！

日本人の心と体が、壊れていく……

異常な食事と異常な犯罪

「人間の身体は、口から入る毎日の食べ物からつくられています」

「貴方は、毎日、何を食べていますか？　多種多様な添加物の大量の連続摂取による身体、健康、精神への影響を、あらためて考えてみる必要があります」

勝山企業の統師、伊澤氏は語りかけます。

彼が、もっとも心を痛めているのが、日本の若者たちの心の荒廃です。

「……最近、報道されている刑事事件の犯人や容疑者のあきらかな自律神経系の異常さに、警察、精神科医師の方々が、果たして、食歴についてしらべているのでしょうか？」

わたしも、そう思います。今の日本、あまりに異常な犯罪が多すぎます。

「だれでも、いいから、殺したかった……」

これは、まさに、脳や神経が根本から狂っているとしか、考えられません。

そして――。狂った食べ物が、心を狂わせるのです。

「うつ病」七倍の不気味

伊澤氏はこうも提言する。

「……犯罪者が、何を食べているのかを、しらべることが、重要だと思っております。いわゆるジャンクフーズ、添加物を大量に使用した加工食品の連日の摂取こそが、自律神経失調症や正常なる思考能力に影響を与えているのではないか、と考えます。さらに、異常出産、発達障害、登校拒否、精神不安定、引きこもり……などなどの方々の食事、食生活

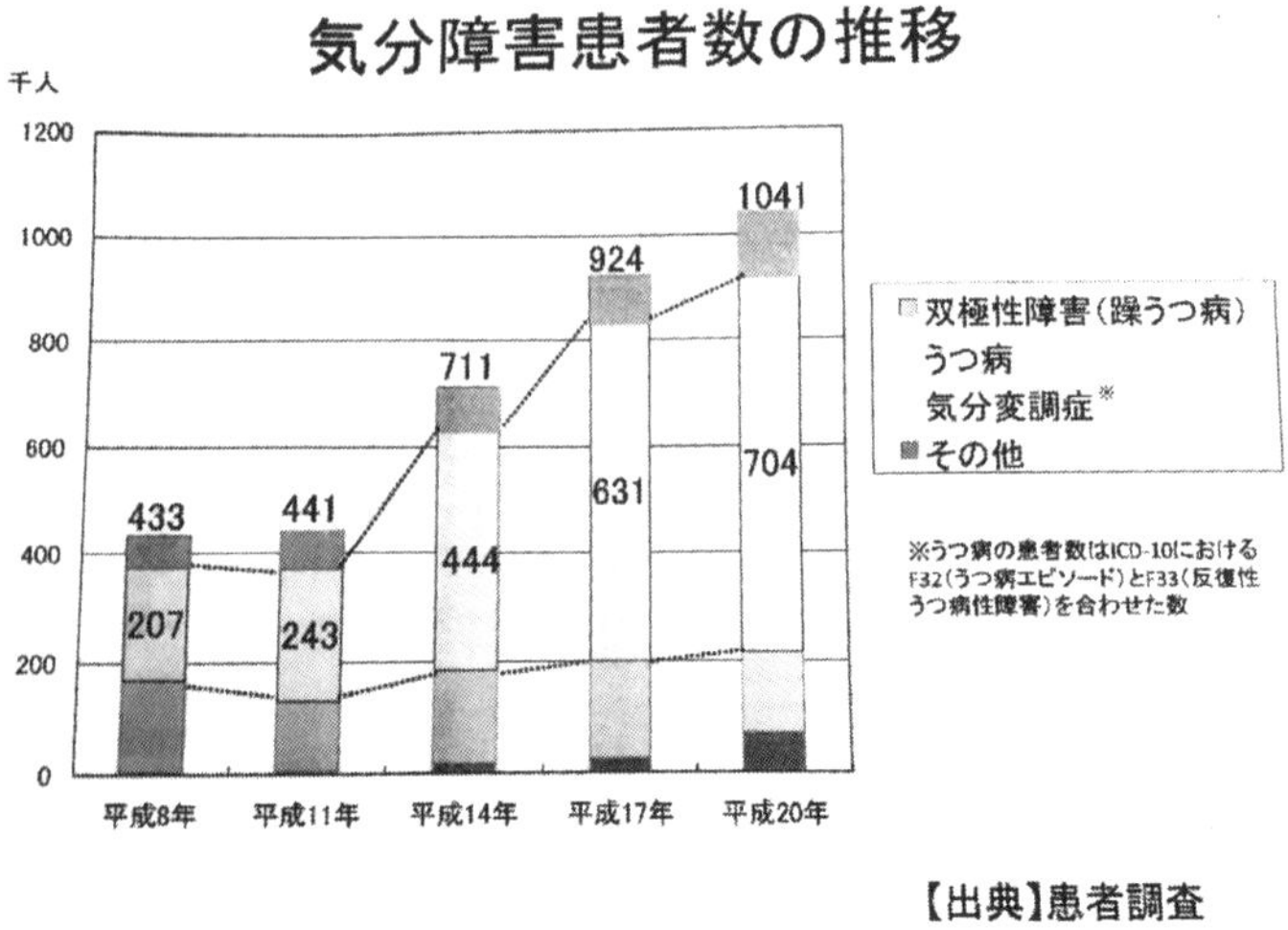

(図52)「うつ病」「気分障害」が急増している

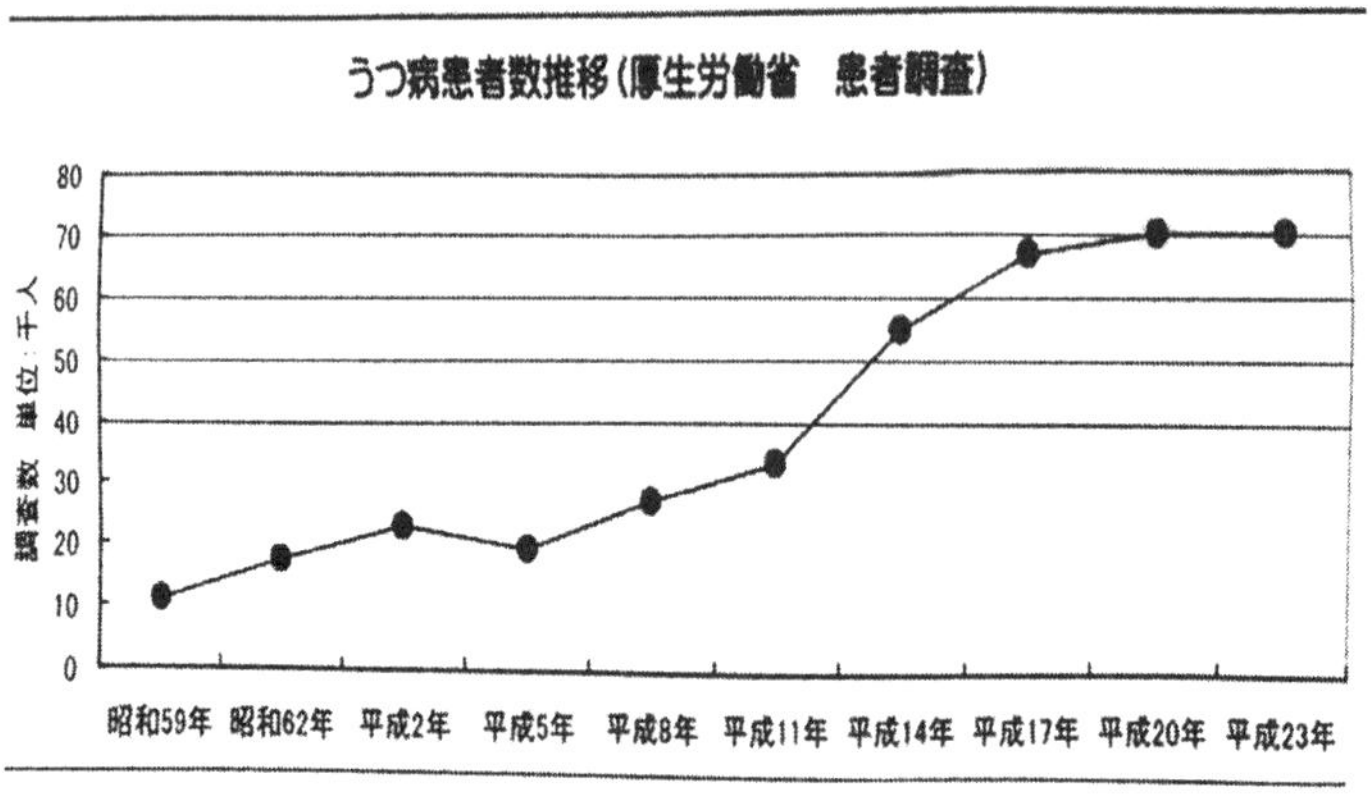

(図53) 二六年間で「うつ病」七倍とは異常だ！

にスポットライトをあてて、考える必要性があると思います」

本物、安心、自然な「食」を求め続けている勝山企業から、伊澤氏の主張を裏づける資料も、送られてきました。

(図52)は、「気分障害」患者数の急増ぶりです。

「躁うつ病」「うつ病」「気分変調症」ともに近年、急増しています。

とくに、「うつ病」の伸びがいちじるしい。平成八年(一九九六年)から、わずか一二年間で、三・四倍も増えています。これは、どう考えても異常です。

(図53)は、昭和五九年(一九八四年)から平成二三年(二〇一一年)までの「うつ病」患者の増え方です。二六年間で、七倍に激増しています。

これは、異常というより不気味です。それより、恐怖です。

それは、多くの日本人の心が〝こわれている〟という証しなのです。

食物アレルギー二・四倍

日本人の体質、体力の悪化も深刻です。

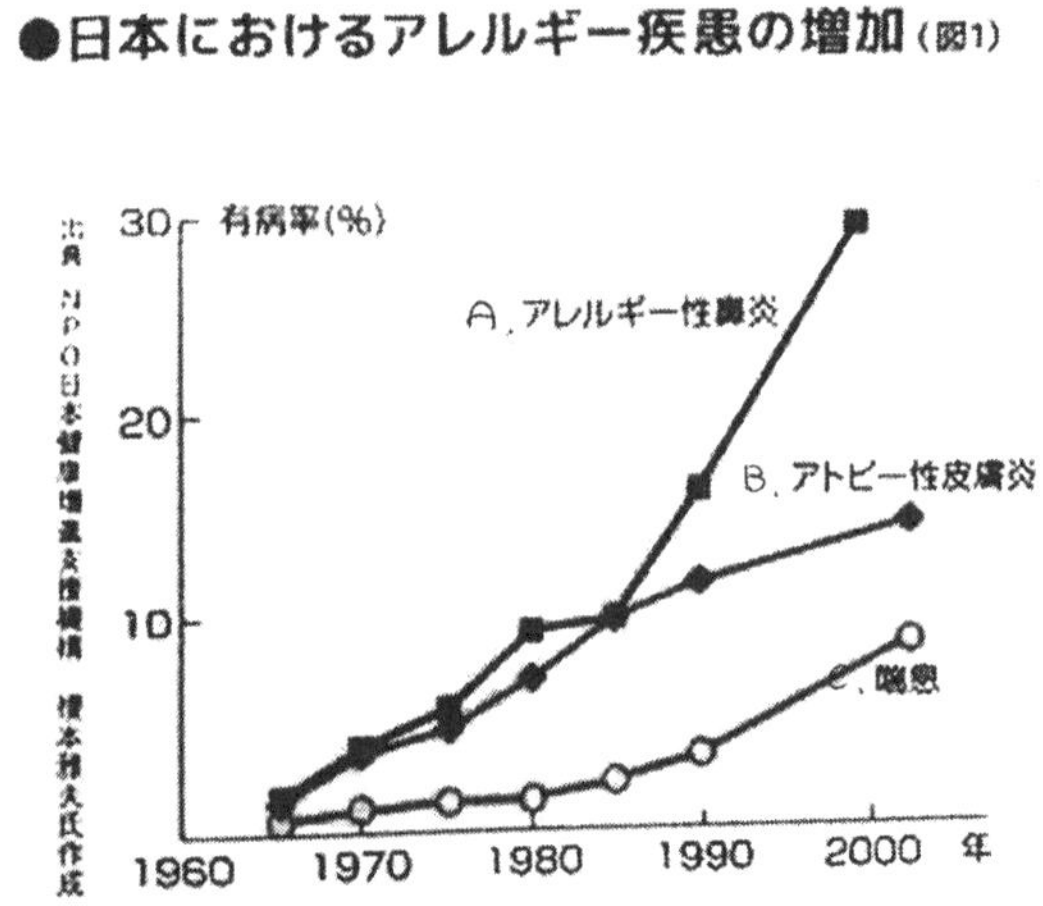

（図54）アレルギー、アトピー、ぜんそく増加の恐怖

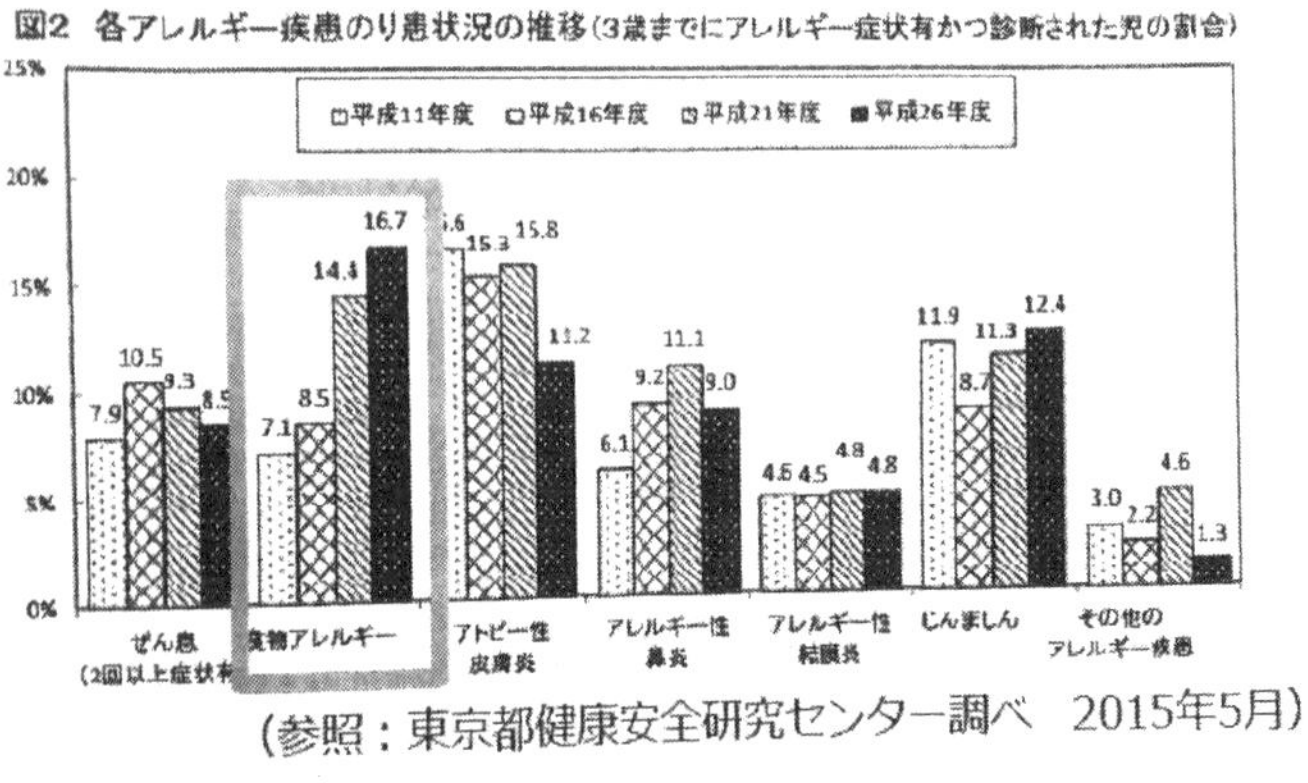

（参照：東京都健康安全研究センター調べ　2015年5月）

（図55）一五年間で食物アレルギー二・四倍の異常事態

若い人たちを中心に、「アレルギー患者」が爆発的に増えています。（図54）

Ａ「アレルギー性鼻炎」、Ｂ「アトピー性皮膚炎」、Ｃ「ぜんそく」これらの患者は、一九六〇年には、ほとんどゼロだった。それが、Ａは三〇倍、Ｂ、一五倍、Ｃ、九倍……。

これほど、日本人の体質悪化を物語る数字はありません。

アレルギーの中でも、三歳以下の幼児に食物アレルギーが急増しています。（図55）

平成一一年（一九九九年）にくらべて、平成二六年（二〇一四年）までの、一五年で食物アレルギーは、二・四倍も増えているのです。

これは、幼い子どもたちが食べる食べ物の質が、きわめて悪化しているからです。

それは、化学調味料など添加物や農薬などにまみれた「危険な食品」なのです。

少子化原因は発達障害児

生命力の証しが、生殖力です。

「子どもができない！」そんな若いカップルが増えています。

それは、若い人たちの生命力が衰えているからです。不妊症の増加が、少子化に拍車をかけています。（図56）は、戦後日本の出生数と出生率の変化です。

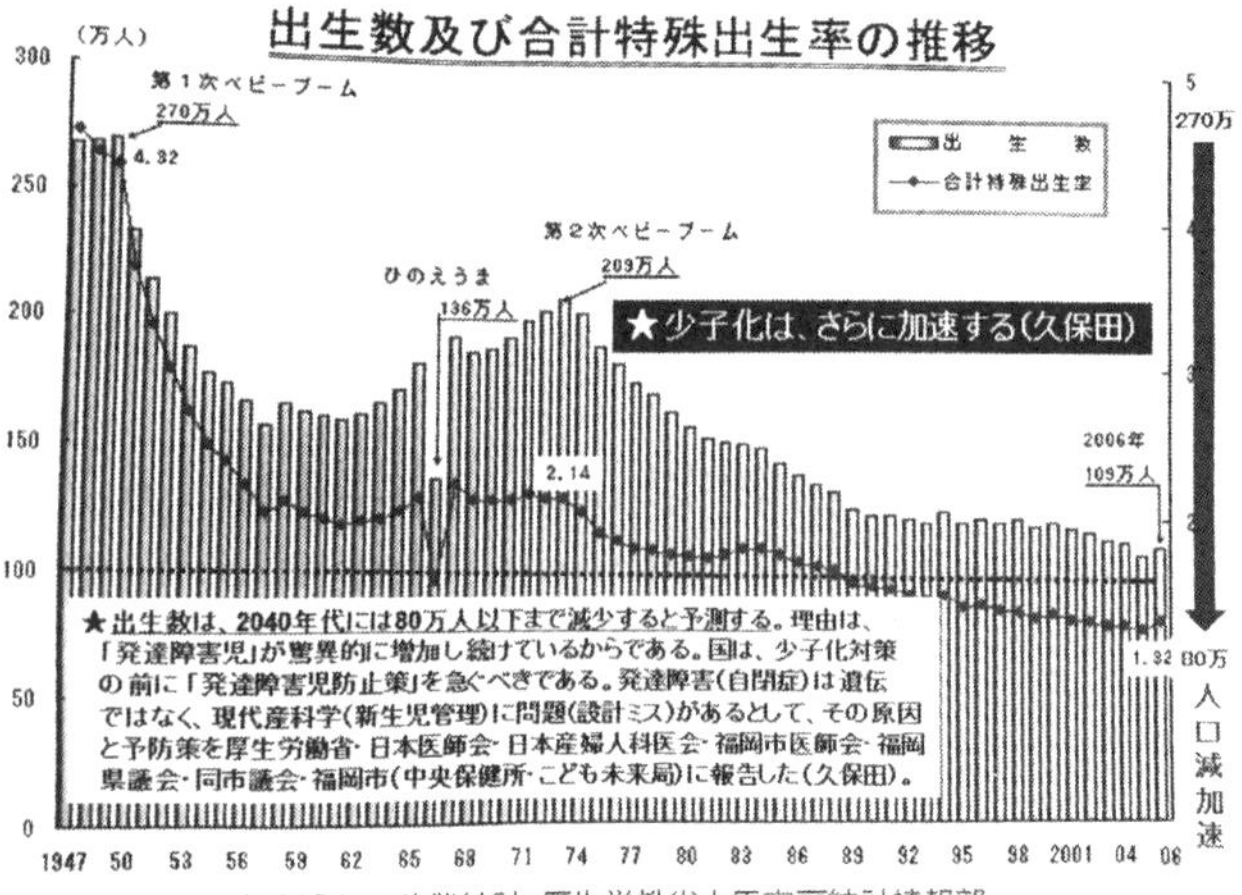

資料「人口動態統計」厚生労働省大臣官房統計情報部

(図56)「子どもができない！」不妊症が増え少子化加速

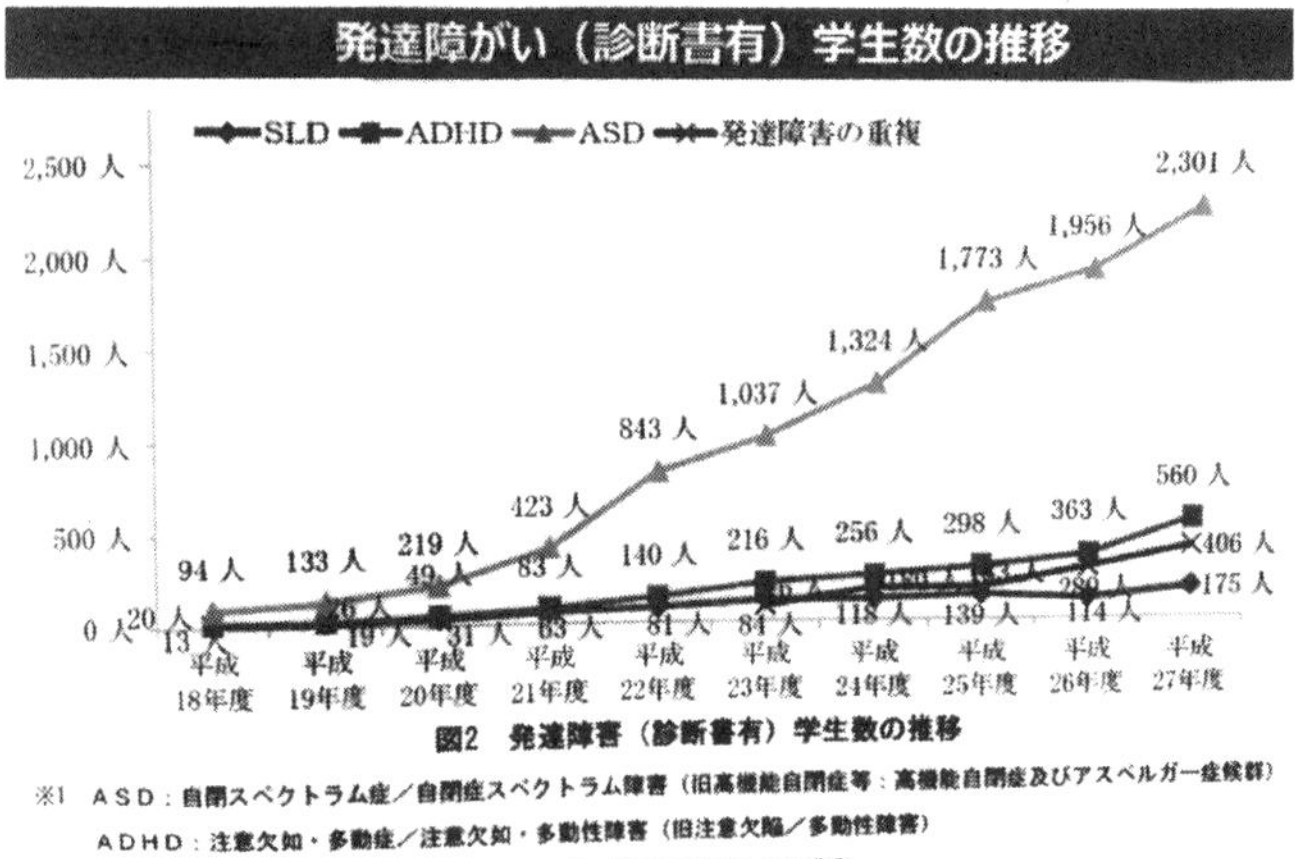

図2　発達障害（診断書有）学生数の推移

※1　ＡＳＤ：自閉スペクトラム症／自閉症スペクトラム障害（旧高機能自閉症等：高機能自閉症及びアスペルガー症候群）
ＡＤＨＤ：注意欠如・多動症／注意欠如・多動性障害（旧注意欠陥／多動性障害）
発達障害の重複：ＡＳＤ、ＡＤＨＤ、ＳＬＤのいずれかが重複している者
ＳＬＤ：限局性学習症／限局性学習障害（旧ＬＤ：学習障害）

(図57) 食が狂い若者に自閉症・アスペルガーが急増

一九四九年には年間二七〇万人もの赤ちゃんが生まれています。

それが、右肩下がりで出生数は減り続けて二〇〇六年には一〇九万人と、約一六〇万人も減っている。そして、専門家は「さらに人口減が加速される」という。

「……出生数は、二〇四〇年代には八〇万人以下まで減少する、と予測する。理由は、『発達障害児』が驚異的に増加し続けているからである。国は『少子化対策』の前に『発達障害防止策』を急ぐべきです。発達障害（自閉症など）は、遺伝ではなく、現代産科学（新生児管理）に問題があるとして、その原因と予防策を厚労省などに報告した」

専門家は、少子化の最大原因は「発達障害児の急増」と断定しているのです。

――発達障害児が驚異的に増加している――という警告には戦慄します。

日本の子どもたちの「心」を狂わせているものは、なんでしょう？

それは「狂った食」以外にありえません。

その中枢に「味覚」と「頭脳」を狂わせる味の素社の商品群があるのです。

自閉症九年間で二四倍！

（図57）は、発達障害と診断された学生の急増ぶりです。

もっとも増えているのがＡＳＤ（自閉症・アスペルガー症候群）です。

平成一八年（二〇〇六年）には、わずか九四人が、平成二七年（二〇一五年）には、二三〇一人と、わずか九年間で二四倍と、ケタ外れの増加ぶりです。

ＡＤＨＤ（注意力欠如など）も二〇人が五六〇人と二八倍……。ＳＬＤ（学習障害）も三一倍……。

この激増ぶりは、「心の壊れた」子どもたちが、いかに増えているかを表します。

「心が壊れる」とは「脳が壊れる」ということです。

そして、味の素社の主力商品ＭＳＧは、「脳を壊す」神経毒物である。

これは、本書が示した数多くの医学実験が証明しています。

一億すべてが、味の素に毒された！

お土産で買う土産がない！

本物を誇る日本屈指の会社、勝山企業は、日本の現状を嘆きます。

「……お土産として買うお土産がない！」

その嘆きには、わたしも同感です。とにかく、地方の名産が、ゼンメツ状態なのです。

「……北海道では、千歳空港のショッピング街、仙台では一軒をのぞいてすべての笹かまぼこ店。もちろん、すべての牛タン商品（何が、仙台名物？）。箱根のカマボコ店も一軒をのぞいて、ほとんどすべての店が（味の素：MSGを）御愛用。大阪では、コンブ製品にまで使用されています。京都の漬物、揚げ物、煮物など、お土産類、和食料亭まで御愛用。岡山のママカリの製品、博多のメンタイコ、金沢の近江町市場、大阪の黒門市場、京都の錦市場の食品加工品から、ほとんどすべてのものに入っている味の素＝調味料（アミノ酸等）……表示されてない加工食品を探すのは大変です。味の素のマーケティング力には、〝敬意〟を表します。一億の人口すべてが、味の素に毒されています」

味の素と対決する勇気

「本物」「安心」の食を追求する勝山企業は、味の素社の基本戦略を、真正面から批判しています。これは、じつに見事な企業姿勢です。

ふつうは、日本最大の食品メーカーに遠慮する。口を閉じる。つまり、忖度《そんたく》する。

しかし、伊澤氏の率いる同社は違う。その清々《すがすが》しい勇気を、他社も見習うべきです。

勝山企業は、まず味の素社のCMを、まっこうから批判します。

――米から酒、麦からビール、ぶどうからワイン、サトウキビから味の素――

「……見事なコマーシャル。でも、サトウキビからは、砂糖でしょう。サトウキビから砂糖を造ったその産業廃棄物である廃糖蜜からつくられたのが、グルタミン酸ではなく、グルタミン酸ナトリウム――英語では略して、MSG。グルタミン酸九九％で作られた味の素！　その食品表示名が『調味料（アミノ酸等）』となっています。消費者は、これを『アミノ酸だから、身体によいものだ』と思い込んで、毎日毎食、平気で口にしています。（こうして）自律神経失調症の人が増えています」（同社）

勝山企業は完全無添加

勝山企業が、提供する「食品」「飲料」「酒類」などはすべて、化学調味料どころか、いっさいの食品添加物を使っていない。

完全無添加の食品のみを製造し、販売している。

辛口評論家の雁屋哲氏が、絶句絶賛したことからも同社の真摯な徹底ぶりがわかります。

だから同社は「味覚をごまかし」「原料をごまかす」味の素社の姿勢が絶対に許せない。

同社は明言する。

「……味の素＝グルタミン酸ナトリウム＝MSG……その健康に対する影響には無害説から有害説もあり、とくに自律神経失調症は、しかも一時的なものだと、しています。しかし、一時的にせよ、連日、三食に『調味料（アミノ酸等）』と表示のある食品加工品を多数、食していれば、その影響は慢性化すると考えられます」

むろん、味の素社は、多数の科学的エビデンスから目をそらし、〝無害〟と叫び続けている（一つでも〝毒性〟を認めると、ドミノ倒しで、同社が崩壊してしまう）。

味の素よ〝無害〟なら人体実験で証明せよ

湯に溶かし飲んでみなさい

そこで、勝山企業は、いちばんわかりやすい〝方法〟を、味の素社にすすめる。

それが――〝人体実験〟――。あなたも、ためしてみては、いかがだろう。

「いちばん、かんたんなことは、スープスプーン、ティースプーンと一八〇ccくらいのお湯を用意します。そして、「味の素」スプーン山盛り、あるいは、すり切り一杯をお湯に溶かして飲んでみる。

■「味の素」テスト：(1)スープスプーン「山盛り」(約二五g)、「すり切り」(約一二g)、(2)ティースプーン「山盛り」(約八g)、「すり切り」(約四g)。

味の素社は、世界中で指摘されている急性毒性「中華料理店症候群」(CRS)すら「ナッシング！　存在しない」と、責任者も、はっきり否定しています。

つまり、同社は「味の素：MSGには急性毒性はいっさいない」と断言しているです。なら、味の素社の社員なら、だれでもこのテストは、平気なはずです。

まずは、全員、スープスプーン「山盛り」(約二五g)くらいは、お湯に溶かして飲んでいただきたい。

「……一時間以内に、なにか身体の感覚に異常があるか？　ないか？……ただし、個人差、人種差(白人、黄色人、黒人)がありますが……あらゆる調味料を、このようにテストする。そして、異常を感じれば、それは、身体によくないものです」(勝山企業)

さあ……味の素の社員、全員に、この人体実験に参加していただきたい。

社長以下、（前出）幹部が「MSGは無害だ！」と言い切っているのです。

だから、ひるむことはありません。安心して、MSG溶液を飲み干していただきたい。

わたしは、味の素社員たちの「ひきつった顔」が目に浮かぶ。

この〝実験〟を敢行する社員は、おそらく皆無だろう。

偽の〝うま味〟で国民洗脳

「……古来より、陰陽五行説に於いては『木火土金水』に対して、五味としては『甘酸辛苦鹹《かん》』と言われているが、最近では『辛』は刺激であり、『辛』を感知する味蕾はない、との理由で『辛』を除外して、代わりに『うま味』を入れて、五味とする説がある」（伊澤氏）

これは、首をひねる。香辛料という言葉が、示すように「辛味」も立派な味覚のはずです。伊澤氏は、その背景を明らかにする。

「……これは、〝うま味調味料〟関係者等の主張であるが、味の素社の主導によるといわれる。はたして、『辛』は、味覚とまったく関係ないものだろうか。『辛味』を五味から除外して、『うま味』を入れるためのものであろう」「添加物関係の本で、五味に『辛味』を排除し、『うま味』を入れているのは、味の素に協賛を受けている方々である。味の素の宣伝力は偉大である」「(昆布などの)『うま味』は、グルタミン酸であるが、味の素の味は、『グルタミン酸ナトリウム』である。調味料(アミノ酸等)は、その表示であるが、このことを知る人は、ほとんどいません」(伊澤氏)

〝うま味〟はMSGの味

ここからトンチンカンな、日本人の味覚の〝悲喜劇〟が始まる。

「……日本人のすべてが、〝うま味〟を欲している。その〝うま味〟の味がないと、『おいしくない』『ものたりない』味だ、といっています。しかし、その〝味〟は、人工の化学調味料の〝味〟です。すなわち、グルタミン酸ナトリウムの〝味〟なのです。それを『うま味』だと、思っている。日本人の味覚は、人工の〝うま味〟に害されています」（伊澤氏）

完全無添加の企業経営を誇り、化学調味料をいっさい使わない調理の専門学校を率いる彼は、声を大にして呼びかける。

「……さあ、自然の味に帰ることにしましょう！　自然のおだやかな『旨味《うまみ》』を、みずからの努力で、探して、楽しんでください。人工の〝うま味〟に依存することは、自然の摂理に反します。自然の『うま味』を楽しみましょう！　それが、みずからの手で自分の健康を守る第一歩です！」

「……あなたは、何を食べていますか？　あなたの健康は、あなたが守るのです」（同）

「美味求真」！　真実の料理を求める理想学園

市販食の放置実験で観察

伊澤平一氏にとって、勝山企業は、まさに、日本人の食を守る砦である。

さらに、もう一つ、砦がある。

それが、「宮城調理製菓専門学校」である。その教育レベルは、日本のレストラン・和食業界から、高く評価されている。同校卒業者は、各方面から引く手あまただ。

学園は、毎年、学生さんたちが、各々、研究課題を発表している。

それが、じつに興味深い。

たとえば、「おにぎり」「サンドイッチ」の放置テスト。

「……数年前の春、しばらく使用していなかった学生用ロッカーから、学生がコンビニで購入してきた『たけのこおにぎり』が出てきました。消費期限を見ると三か月近くたっているものでしたが、カビも生えておらず、外観は購入したばかりのものと変わらないように見え、腐敗臭もしないという状態でした。この出来事をきっかけに、コンビニやスーパーで販売されているおにぎりやパンなどに使われている食品添加物について、知りたい、という思いから、『放置観察』に、とりくんで参りました」（学園祭展示の解説より）

こうして、学生たちが、これまで行ったきた「放置実験」商品は、なんと五〇種類以上……。「結果で顕著なものは、今、学園祭で展示発表しています」（同）

カビないたまごサンドとは！

たとえば、「たまごサンド」の放置実験。購入して、包装のままチャック付袋で冷蔵庫で保存。税込み二九八円の市販サンドは、六週間経過しても、外観は「まったく変化なし」。これに対して「手づくり、たまごサンド」は、二週間でカビが生えた。

市販品は、その三倍放置しても、カビは生えない。つまり「なんらかの防腐剤」が、密かに加えられていることが推測できる。

「……手作りパンでは、二週間でカビが生えて。食べられなくなる。それか、一年経っても、外観に大きな変化がないなんて、『何かがおかしい？』と疑問をもっていただきたいのです」（展示、解説）

また、学園祭では「こどもに、とらせたくない食品添加物、その1」として「調味料（アミノ酸等）」入りの商品を展示している。

そこで、次のようにズバリ批判している。

「……『調味料（アミノ酸等）』を見て、アミノ酸だから、体に良いとかんちがいする人も多いようですが、このアミノ酸は数種の〝化学調味料〟を一括表示したアミノ酸化合物のことです。もっとも使われているのはアミノ酸系のグルタミン酸Na（ＭＳＧ）です」

さらに、「調味料（アミノ酸等）」に含まれる化学調味料も一覧表示。

▼グルタミン酸ナトリウム、▼Ｌ－アスパラギン酸ナトリウム、▼５－イノシン酸ニナトリウム、▼コハク酸ニナトリウム……など。

ＭＳＧの隠された毒性もズバリ展示

脳損傷、攻撃行動、味覚障害……

パネルは、ＭＳＧの有害報告もきっちり展示している。

▼生後一〇～一二日目のマウスに体重一kgあたり一g経口投与すると、一〇〇％に神経細胞の損傷や破壊が起こった。（一九七〇年、ワシントン大学　オルニー博士）

▼乳児への影響、脳には「血液－脳関門」という保護機能がそなわっており、有害物質の侵入を防いでいる。出生直後は、関門が閉じていないので、神経毒物はフリーパスで未成熟脳を直撃する。

▼ＭＳＧは小さな分子なので、胎盤を通ってかんたんに、胎児に移行する可能性がある。リスザルの実験では、体重一kgあたり、〇・四ｇのＭＳＧを投与したところ、胎仔の血中

ＭＳＧ濃度が一〇倍にたっしたとの報告がある。（ステキング等）

さらに、催奇形性が高まり、脱脳症、唇裂、無眼症、が出現した、との報告もある。

▼グルタミン酸が、攻撃行動に影響する。

雄マウスの実験では、生物の攻撃行動に関わる神経伝達物質の「セロトニン」にＭＳＧを作用させると、「かみつき」「追いかけ回す」など、他者への過剰な攻撃行動が活発化した。（二〇一五年四月二二日、国立遺伝学研究所の小出剛准教授ら）

▼味覚音痴の温床

ネコの実験では、二〇mgのＭＳＧを脳に注入して脳波を検察すると、「脳の海馬や扁桃核から、発作波が出る」などの幻覚症状が出る可能性が指摘されている。

（山田博士著『脱コンビニ食』）

学園祭パネルは、カップめん（野菜タンメン）の例をあげて批判ていいます。

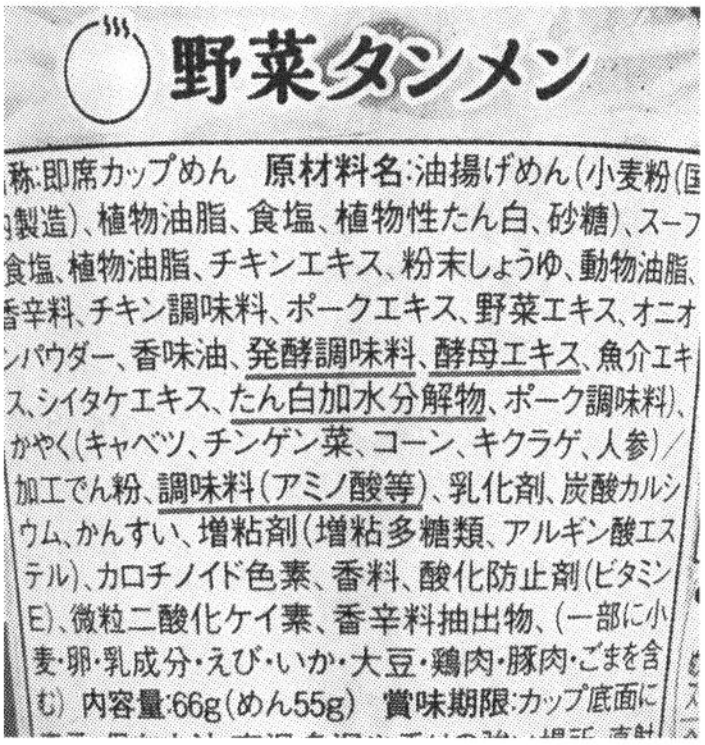
野菜タンメン
称:即席カップめん　原材料名:油揚げめん(小麦粉(国
製造)、植物油脂、食塩、植物性たん白、砂糖)、スープ
食塩、植物油脂、チキンエキス、粉末しょうゆ、動物油脂、
辛料、チキン調味料、ポークエキス、野菜エキス、オニオ
ンパウダー、香味油、発酵調味料、酵母エキス、魚介エキ
ス、シイタケエキス、たん白加水分解物、ポーク調味料)、
かやく(キャベツ、チンゲン菜、コーン、キクラゲ、人参)／
加工でん粉、調味料(アミノ酸等)、乳化剤、炭酸カルシ
ウム、かんすい、増粘剤(増粘多糖類、アルギン酸エス
テル)、カロチノイド色素、香料、酸化防止剤(ビタミン
E)、微粒二酸化ケイ素、香辛料抽出物、(一部に小
麦・卵・乳成分・えび・いか・大豆・鶏肉・豚肉・ごまを含
む)　内容量:66g(めん55g)　賞味期限:カップ底面に

（図58）添加物だらけ！　これで体にいいわけない

「……たった一杯のラーメンに、こんなにたくさんの添加物！　身体に良いわけないでしょう。『調味料（アミノ酸等）』『発酵調味料』『酵母エキス』『タンパク加水分解物』……」（図58）

これら「味覚破壊トリオ」などは、ほぼすべての「カップめん」「カップ食品」に入っています。つまり、〝カップ食品〟は、心身を破壊する最悪ジャンクフード（ゴミ食品）なのです。

「味覚破壊トリオ」も告発

学園祭の展示では、キッチリ「味覚破壊トリオ」も批判している。

これは、『週刊新潮』の特集でも「子どもたちの二、三割を味覚障害にしている」と告発されている。（275ページ参照）

（1）「調味料（アミノ酸等）」、（2）「タンパク加水分解物」、（3）「酵母エキス」

展示パネルには「だしの素」「スープの素」「つゆ」「ふりかけ」「ソース」「スナック菓子」などが、その「材料表示」とともに展示され、パネル前の机には実物商品がズラリ。

「無添加」食品にだまされてはいけない

代わりの物が潜んでいる

学園祭の展示パネルは、『「無添加」食品の裏側』と題して、告発している。

「……最近『化学調味料・無添加』、『保存料不使用』、『××無添加』などの文言を使った食品を見かけるようになりました」「しかしながら、『無添加』を売り物にし、その実は『××無添加』でも、それに代わる効果の添加物が使用されていたり、〝食品〟あつかいだけど、極めて怪しい製造工程をへた食品（添加物代用食品）が、使われているものもあります。『無添加』『不使用』の文言が使われていても、裏側の食品表示をごらんいただき、ご自分の眼で判断していただきたいと思います」（展示より）

なるほど……「無添加」と大きくうたっていれば、子どもの健康を心配する主婦など、すぐに手を出してしまいますね。

しかし、そこにつけこむのが商売というものです。

化学調味料・無添加の罠

とくに、家族の健康に気をつけている主婦は「化学調味料・無添加」という表示があれば、まよわず買い物カゴに入れるでしょう。

学園祭展示パネルは、そのカラクリをバッサリ切っています。

「……『化学調味料・無添加』とは、『グルタミン酸Naなどは無添加』という意味です。これに代る〝うま味〟をだす『酵母エキス』『タンパク加水分解物』『粉末しょう油』……などが、使われていることが多い。これらは〝食品〟あつかいですが、健康危害のリスクが指摘されています」

保存目的「日持ち向上剤」

無添加食品のウラワザはつづく。

「……『保存料不使用』『合成保存料無添加』などの文言を表記した商品も、よく見かけます。たしかに、『ソルビン酸K』『安息香酸Na』など毒性の強い保存料は不使用でも……保存目的の『日持ち向上剤』は、複数使用されているのが実情です。消費者は〝保存料不使用〟の文言で、添加物による健康危害リスクを低減できた、と思い込んでしまいますが、化学合成品が含まれていることもあるのです」(展示解説)

……「日持ち向上剤」なんて、わたしも初めて聞きました。

いったい、何でしょう?

■「日持ち向上剤」：

(化学合成品)：グリシン、プロピレングリコール、酢酸ナトリウム、乳化剤の一部、ビタミンB_1。

(天然添加物)：白子たんぱく、キトサン、ポリリジン、リゾチーム、ペクチン分解物、香辛料抽出物など。
「保存料不使用」をうたう食品に、多用されているのがグリシンです。

▼グリシン：

「……アミノ酸の一種で、甲殻類などに含まれます。『甘味』をもつので、調味料として使用されるほか、『炊飯改良剤』として、ごはんの〝つやだし〟〝調味〟〝保存性〟の添加物として多用されています。人間の体内でも生成されますが、人工的に作られるグリシンは、別物と理解する必要があります。添加物グリシンは『制菌効果』があり、『保存料不使用』とアピールする食品に使用されることにより、消費量が拡大しました」（展示解説）

体内でも生成されるアミノ酸……ときけば安全そうですが。

「……安価に大量生産するには『アルコール』を酸化して『酢酸』を生成、それに塩素ガスを反応させ『モノクロル酢酸』をつくり、さらに『アンモニア』を反応させ……ようやく、グリシンが合成される」

これでは、合成化学物質と、変わらない。
とくに心配なのは製造工程で混入する有害〝不純物〟です。

「……『モノクロル酢酸』は、毒物・劇物あつかいで、環境汚染のチェック品目です。想像もつかない工程をへて、最終的に天然の物質と同じ分子構造を作り上げるというのが、食品添加物の製法の一つなのです」（展示解説）

この代表的な「日持ち向上剤」グリシンには、以下の動物実験の報告があります。

（1）モルモット多量投与：虚脱症状や呼吸筋のマヒをおこし死亡。右回りの円運動。
（2）ラット実験：水に二・五％、五％のグリシン混入投与。ぼうこうに腫瘍が発生。
（3）ニワトリ実験：一日四g投与、中毒症状や強い疲労、昏睡さらに死亡例もあった。

「……〝栄養強化〟目的で添加のように見せかけて、そのじつは、ビタミンB_1は『日もち向上剤』、ビタミンB_2は『黄色の着色料』、グリシンは『日もち向上剤』というように使用されているのが実態です。このような、消費者の眼をあざむく『無添加食品』を見抜く知識も、必要となってきているのです」（展示解説）

「料亭の味」など詐欺商品にだまされるな！

「プロ料理人」などのウソ

「……こんなものが、〝料亭の味〟といえるでしょうか？」

伊澤氏から、三本の「調味料」の実物が送られてきた。

それも「苦言」の一筆つき。その「嘆き」と「怒り」は、その商品の「商品名」「宣伝文句」そして「原材料名」を見れば、なっとくできます。

それらを俎上《そじょう》に上げる。

■『料理人直伝　絶品だし――極み白だし』（キッコーマン）（図59）

さらに、容器には「化学調味料無添加」「だし原料国産一〇〇％」「いつでも新鮮」「一〇倍濃縮」の文字。容器には、カラー写真で、かつおぶし、花かつお、昆布の写真。これを、一目みれば「化学調味料（味の素）は入っていない天然だし」と、信じて手をのばしてしまうでしょう。

裏側の「原材料」表示には、あぜん。

「小麦発酵調味液」「ぶどう糖加糖液糖」「酵母エキス」……など。

「こんなもの、料理人は使いませんよ」と、伊澤氏もあきれ果てる。

そのとおり。調理場で「小麦発酵調味液」「ぶどう糖加糖液糖」……などを使っている料理人など、聞いたこともない。

それを、堂々とキッコーマンは「料理人直伝　絶品だし」とやった。悪質である。

はやくいえば「詐欺商法」だ。

容器の印刷には、誇らしげにこうある。

「……厳選しただし原料を使用し、手間ひまかけて、丁寧にだしをとる料理人直伝のわざで、豊かなだ

＜料理人直伝　極み白だし＞

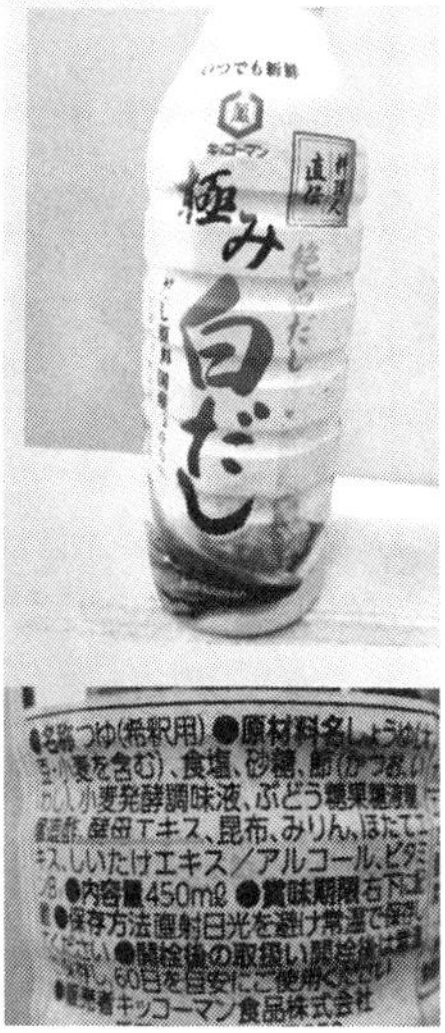

（図59）「手間ひまかけ、丁寧にだし」はウソ八百

しの風味に仕上げました。素材の色を生かし、料理がひとつ上の味に仕上がります」『賛否両論』店主、笠原将弘氏直伝・東京恵比須に本店を構え、予約のとれない人気和食店として有名」「極み白だしで、プロの絶品まかない飯レシピ紹介中！」（検索：極み白だし）

よくも、ここまでデタラメを書けるものだ。予約のとれない店主、笠原氏は店でも「酵母エキス」や「ぶどう糖加糖液糖」などを使っているのか？　そうではあるまい。

容器に顔写真入りで紹介された店主は、キッコーマンに厳重抗議すべきである。

■『料亭の味——液状味噌』（マルコメ）

宣伝文句は「そそぐだけで本格おみそ汁」「濃厚なコクと旨味の信州みそ」「だし入り」「昆布」「かつお」「お鍋にそそぐだけで、手早くお作りいただけます」。

ところが、「原材料」表示には、しっかり「調味料（アミノ酸等）（図60）」。

つまり、グルタミン酸ナトリウムなど化学調味料入り。さらに「タンパク加水分解物」も添加。これで、どうして「料亭の味」なのでしょう？

＜料亭の味　液状味噌＞

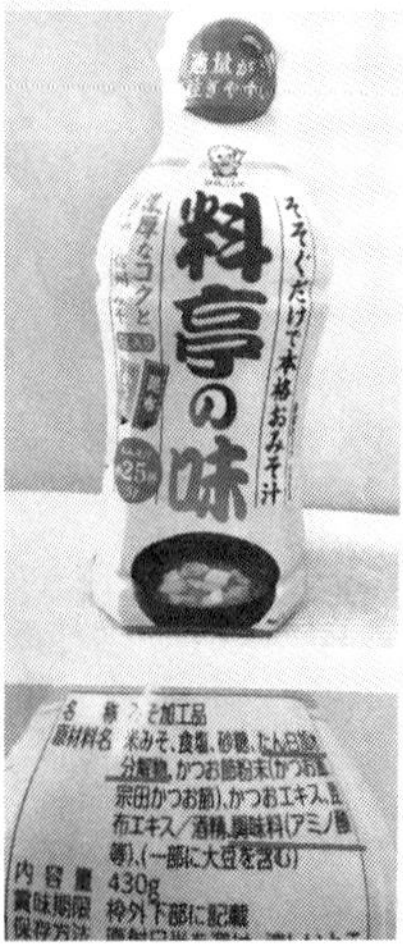

（図60）「料亭に味」よくもここまでウソとハッタリ

それは、昆布、しいたけ、かつおぶしなどでしっかりだしをとった伝統の味以外にありえません。

■『プロが使う味――白だし、地鶏昆布』（ミツカン）

さらに「地鶏、昆布。鰹の組み合わせだし。プロの料理人が使用する味わいの白だしです」と自信満々。そして「やがて、いのちに変わるもの」という同社のキャッチフレーズ。しかし、その正体は――「原材料」表示には「調味料（アミノ酸等）」「酵母エキス」「タンパク加水分解物」（小麦・ゼラチンを含む）と、〝味覚破壊トリオ〟がしっかり配合されている……！（図61）

本当にプロ意識のあるの料理人なら、絶対に使わない。

しかし、純朴、正直な主婦は、このウソまみれの宣伝文句にコロリとだまされてしまう。

そして、この〝ニセだし〟を使いながら、自分もプロと同じ料理を作

<プロが使う味　白だし地鶏昆布>

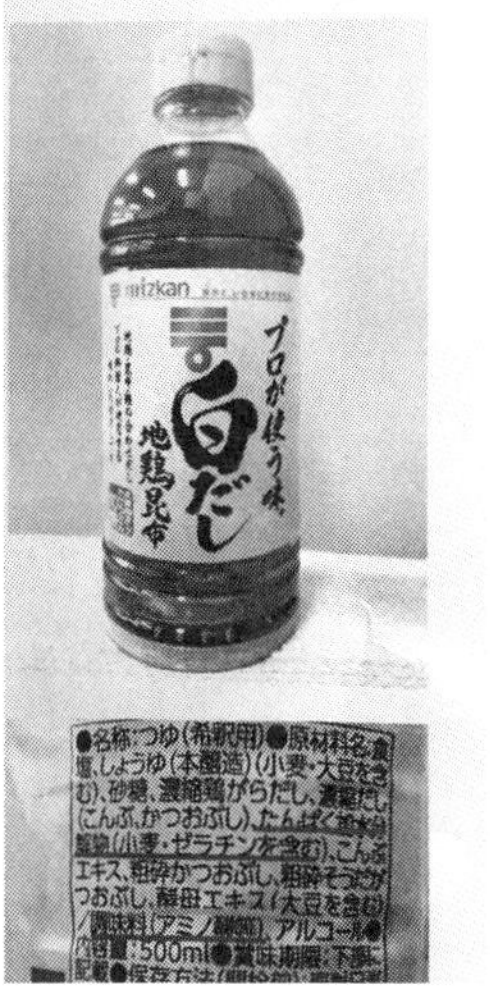

（図61）〝味覚破壊トリオ〟使って「昆布、鰹」とは！

っている、と信じ込んでしまうのだろう。

――ここでは、ニセだし三兄弟を紹介したが。同じような悪質な詐欺調味料は、ゴロゴロある。

あなたが、家族を守るには、まず、これら加工食品に手を出さないこと。

「無添加」も「料亭の味」も「プロの味」にも、ウソが潜んでいる。だから、自分で昆布、かつおぶし、煮干し、干ししいたけ……などを購入して、自分でだしをとること。

それが、大変だと思えるなら、最近は、各種これらの「粉末だし」が市販されている。「原材料」欄をチェックして、味覚破壊トリオや「ぶどう糖加糖液糖」など、怪しげな原材料のない商品を購入すること。

今回の例でおわかりのように、大手メーカーは厚顔にも、堂々と詐欺商法を展開する。

地方の良心的な中小メーカーを見つけることである。

自然な味に帰りましょう！

「……さあ、自然な味に帰ることにしましょう」

勝山企業（前出）は、呼びかけます。

「……日本人のすべてが、『うま味』を欲している。その『うま味』がないと、『おいしくない』『ものたりない味』だと、思っています。しかし、その〝味〟は、人工の化学的な産物の味です。自然なうまみの味、グルタミン酸ではありません。すなわちグルタミン酸ナトリウムの〝味〟なのです。それを『うま味』だと思っている」

これは、一種の〝洗脳〟です。さらにいえば〝餌づけ〟です。

グルタミン酸ナトリウムで、日本人の「舌」がマヒしているのです。

「……自然のおだやかな『旨味』をみずからの努力でさがして、楽しんでください。人工の『うま味』に依存することは、自然の摂理に反します。自然のうま味を楽しんでみましょう。それが、みずからの手で自分の健康を守る第一歩です」（同）

昆布の穏やかな風味を楽しむ

それは、ほんとうの味わいを楽しむ旅です。

「……まずは、味の素の〝味〟は、グルタミン酸ナトリウム（ＭＳＧ）の味なのです。昆布の成分であるグルタミン酸の味と異なることを認識してください」（同）

次の方法で、あなたの舌を目覚めさせましょう。

「……昆布の味を楽しんでみましょう。色々な種類の昆布がありますが、手軽で使いやすい『日高昆布』を用意します。そして、純米酒、ほんの少しの純正しょう油、その他、煮干し、干し椎茸、かつお削り節があれば、より多様の味の出汁《だし》になります。日高昆布は、二番出汁を取った後は、そのまま美味しく食べられます。この『出し汁』は、いかなる料理にも使用できる『万能調味料』です。それは――自然の味への回帰です。自分の味への創造です」（同）

本物、自然、安心の「食」を求めて！

オリンピック選手も毒牙

「益々、ご健勝にて御活躍の御事と拝察申し上げます」

伊澤氏からの便りは、手漉き和紙の専用箋に、筆でしたためられている。

「……さて、味の素の毒牙は、ついに我が仙台のヒーローの羽生選手にまで、及びました。このままでは、不健康国民のみの我が国家は滅亡してしまいます。健全なる食を取りもどす為に、努力するつもりです」

さらに……。

「世界一のブラック企業、味の素の最近のあらゆる宣伝のあまりにも虚偽広告のすさまじさに堪え難く思っており、素人ながら反論の資料を集め、知己に配付しております」

それらの中に、羽生選手がイヤイヤ食べさせられている〝ほんだし〟まみれの「勝ち飯」（！）の写真もあった。

「……これは強制ですよ。コーチに指示されたら、断れません」と伊澤氏。

「味の素はオリンピック候補者にも、その影響力を発揮しています」「自律神経を狂わせるMSG入りの〝強化食〟を食べさせられたら、フィギアのジャンプなどできませんよ」

（同）

八六歳、熱血翁の悲願

一徹居士は、最後に日本人の食と健康を救う悲願を、掲げている。

（1）「調味料（アミノ酸等）」の表示は、まったく不適当なので、味の素等に「グルタミン酸ナトリウム（塩）」と表示させること。

（2）国は酒税法では「グルタミン酸ナトリウム」表示を義務づけていた。

だが近年、突然、「調味料（アミノ酸等）」でも可という。一種の商品に二つの表示があるのはおかしい！

「グルタミン酸ナトリウム」表示にもどすべきである。

（3）「添加物」表示に、国として英文訳が正式にはない。

味の素＝グルタミン酸ナトリウム＝ＭＳＧ表示が、外国人向けにも絶対必要です。

（4）人口は減少、異常な犯罪は増加しています。
あらゆる犯罪者の食歴を調べれば、原因は明らかになるはずです。

――親書には「私も齢《よわい》八六才を迎えました」とありますが、いまだ熱血翁の意気は軒昂です。

永遠のスーパーシニアとともに、わたしも本物の「食」が人類を救う未来をめざしていく覚悟です。

〈巻末資料〉

味の素社に、反論する

――『買ってはいけない』記事への抗議に回答・反論――

（一九九九年一二月一四日記す）

※以下は一九九九年、半年間で二五〇万部を超えるベストセラーとなった『買ってはいけない』（週刊金曜日）の私の記事に対する味の素社からの抗議に反論したものです。同記事は以下のとおり。

世界の食文化を侵す〝白いインベーダー〟味の素

――諸外国で「味の素」すなわちグルタミン酸ソーダ（ＭＳＧ）の毒性有害性を指

摘する学術論文が多いことに驚かされる。

「生後一〇～一二日目のマウスに体重一kg当たりMSGを〇・五g経口投与すると、その五二％に、一g投与で一〇〇％に、神経細胞の損傷や破壊が起こった」（七〇年、ワシントン大学オルニー博士）

「味の素」が「脳細胞を破壊する」という衝撃的報告だ。脳生理学の分野では、MSGを「神経興奮毒物」（ニューロ・トクシン）と呼ぶ。

脳には「血液─脳関門」と呼ばれる保護機能がある。

〝関所〟のように有害物質の浸入を拒んでいる。ところが、出生直後は、この〝関所〟を閉じていないので神経毒物「味の素」は、フリーパスで未成熟脳を直撃する。

東南アジアでは、野犬を捕まえるときに、缶詰の魚にアジノモトを振りかけて広場に置く。野犬がガツガツ食べると、そのうち足がふらつきはじめ、昏倒する。そこを捕らえる。

日本でも、〝暴力バー〟のホステスが酒に「味の素」を振りかけ、酔客を前後不覚にさせ金品を奪う事件も起こっている。

「味の素」の急性神経毒性は、一般人もとっくにご存じなのだ。

脳損傷破壊により、さまざまな副次症状が引き起こされる。

甲状腺や副腎などの重量低下、ホルモン類の著しい減少、不妊などの生殖障害など。さらに、ビタミン欠乏症、指がくっつくなどの骨格異常、染色体異常、催奇形性、脱脳症、唇裂、無眼症……。

MSG加熱で強い発ガン物質も生成される。バーベキューなど心配だ。油と加熱しても強烈な突然変異原性物質に変化する。そのほか、腎臓障害から痛風、網膜損傷……。MSGの有害性を指摘する内外の論文の多さに暗澹《あんたん》とした。

私は、最近、MSGの内分泌攪乱《かくらん》物質（環境ホルモン）のような作用を疑っている。グルタミン酸の金属塩（ナトリウム）であるグルアミン酸ソーダは、体内ですべてがグルタミン酸に解離するわけではない。一部未分解のグルタミン酸金属塩が脳組織の発達時に、環境ホルモン作用を起こすのではないだろうか？

この疑いを抱くのも、「味の素」の生体への有害作用があまりに環境ホルモン作用の症例に酷似しているからだ。（了）

『買ってはいけない』記事への抗議に回答・反論

（1）L・グルタミン酸ソーダ（MSG）の安全性評価について――

貴社は安全性評価に、林氏らの一九九〇年刊行、地人社刊の書籍『毒性試験講座1　安全性評価の基礎と実験』などを根拠にされていますが、以下の点で承服できません。

A：一九九〇年以降、九一年、米『ウィングスプレッド宣言』で、内分泌攪乱物質（環境ホルモン）有害性への警告、さらに、九五年『シシリー宣言』では、汚染化学物質が脳発達を阻害し、神経・行動異常をもたらすことへの警告がなされています。

さらに、新しい現代病として化学物質過敏症の存在と脅威は、現代医学の常識です。

これら、化学物質の毒性影響は、ｐｐｔ（一兆分の一）レベルですら発生、発症するものです。これら化学物質の毒性および疾患、疾病の存在に、まったく無知な時点での〝安全性評価〟の『基礎と実際』こそ化学物質の正しい安全性評価を逸脱するものと考えます。

B：貴社は、「幼弱マウスに高濃度溶液をチューブで注入するオルニー実験は、ふさわしくない」と主張されます。

しかし、厚生省はＬ・グルタミン酸ソーダ（以下、ＭＳＧ）を粉ミルク添加物として認めています。粉ミルクは、一日に赤ん坊は大量に飲むものです。

つまり、ヒトの赤ん坊も、哺乳時期に、液状で、大量にＭＳＧを摂取する可能性が実際にあるという事実を無視されています。

さらに、離乳食のスープなどにMSGが混入していれば、やはり、脳が形成される乳幼児期に、MSGによる脳へのダメージを受けることになります。

C：グルタミン酸塩の経口投与による「用量反応曲線」によれば、マウスやサルなど実験動物に比較して、ヒト幼児の血中グルタミン酸濃度変化は、ケタ外れに大きいという事実を貴社は無視しておられます。（別添：（グラフ①）（本書61ページ図9参照）

たとえば、約一〇〇mg／kg投与でも、幼児は幼マウスに比べて約二〇倍も血中濃度が激増するのです。マウスより、はるかに低濃度投与でも、ヒトには障害が出る事実に、触れていないのはなぜでしょうか。

D：脳への有害物浸入を防ぐ『脳血液関門』（BBB）の未発達な乳児、幼児への影響、脳・神経の損傷という現実に、触れられていないのは不可解、理解に苦しみます。

E：ヒトの成人の場合でも『脳血液関門』（BBB）に保護されていない視床下部（CVO領域）が、マウス、サルなど実験動物より極めて強く影響を受けます。

「用量反応曲線」（グラフ①）を見れば、「ベビー・フードの五倍のMSGをマウスに経口投与」したオルニー実験は、きわめて理に適っていると、考えます。

F：貴社は、皮下投与でマウスの脳にＭＳＧが到達することを証明した井上稔氏の実験を、不適当と否定されています。

しかし、井上氏は「経口投与でも腸管から血中に吸収される」「経口でも四倍投与で、ほぼ同じ結果が得られる」と証言されています。

オルニー博士など、他の研究者も同様の見解です。

G：貴社は「食品と共に摂取した場合、血中グルタミン酸濃度は、ほとんど上昇しない」などの反論を行っています。

まず、私たちが問題にしているのは「空腹時に」「液体で」「相当量（約一～数グラム）」を摂取した場合なのです。

これは人工哺乳の乳児や、ＭＳＧ入りスープを飲む幼児、さらにＭＳＧで味付けしたワンタンスープなど中華料理を食べた成人にも起こりうることです。

H：オルニー氏、井上氏をはじめ、世界の数多くの研究者が、神経興奮毒ＭＳＧにより脳の神経細胞、神経繊維などが損傷・破壊されることを顕微鏡観察などで確認しています。

これは「グルタミン酸がトランスミッター（神経情報伝達物質）なので、ある程度以上に細胞内に浸入すると、神経細胞が興奮して死滅してしまうから」（井上氏）なのです。

※添付資料②オルニー新実験に関する文献コピー参照。（略）

Ｉ：さらに、オルニー博士は、乳幼児期など脳形成の重要な時に、ＭＳＧによる反復刺激を受けると、脳損傷が起こらなかったとしても「内分泌系のホルモン分泌リズムが乱され、成長や発達を損なう悪影響が現れる」と指摘しています。

つまり、ＭＳＧによる〝内分泌攪乱〟作用を警告しているのです。

（『Neuro Toxicology』15(3)535~544,94）

Ｊ：タイ、チュラロンコーン大学のピチャイ博士の世界一一四論文もの膨大な研究報告を踏まえたＭＳＧへの有害警告を「反ＭＳＧの運動で発表されたもの」と否定することは、極めて政治的であっても、科学的とはいえません。

Ｋ：成人についても、とりわけ空腹時にＭＳＧを摂取すると頭痛、しびれ、圧迫感などの急性中毒症状が出るのは、もはや医学界の常識です。

中華料理店症候群（ＣＲＳ）という疾患名までつけられ、米厚生省ですら「独立した疾患である」ことを公的に認めているのです。

その具体的被害報告は、枚挙にいとまがありません。

貴社のかつての鈴木恭二社長ですら「グルタミン酸ソーダを使い過ぎないで」と、異例の自主規制をマスコミで警告しているではないですか。（『読売新聞』一九七二年八月一七日、一面記事）

Ｌ：貴社は「野犬が昏倒する」「酔客が前後不覚になる」などの根拠を示せ——との要求をされていますが、別添①②③米国厚生省（ＤＨＨＳ）の「中華料理店症候群（ＣＲＳ）の定義」、③ションバーグらの「ＭＳＧ経口投与のＣＲＳ発症の人体実験」等を参照ください。
さらに、「症状は人によって、様々で、口や舌が麻痺したり、体表、例えば顔面、顎、喉元、胸などに痛みが走り、全身に発疹が現れ、心臓の鼓動が高まり、呼吸が苦しくなる」「胸部の圧迫感は非常に不安を与えるほどの場合も。激しい胸部の痛みがあるにもかかわらず、心電図には変化は現れない、という点で結果は異常なものである」（ピチャ

イ・トー・ビビッティ博士、タイ・チェラロンコーン大学理学部化学科助教授）

「化学調味料の入った食べ物を食べた人が、首や膝の関節のあたりが痺れ、しばらく震えていたのを目撃した。もし、多量に一度に摂取すれば、ショックも大きいでしょう」（タイ、ヌウオンケー・パーリウニット助教授、技術専科大学科長、『東南アジアの反日感情を煽る〝味の素〟』展転社）

……普通の食事でも、これだけの中華料理店症候群（ＣＲＳ）に襲われるのです。飢餓状態の野犬や、アルコールに混入された酔客などに、昏倒、昏睡などの症状が出るのは、当然です。

――以上、ＭＳＧの摂取による具体的症状、病変、被害、論文、警告などが、世界的に数多く存在するにもかかわらず、貴社のごとく「××機関で『安全性で問題なし』としている」――という一辺倒の回答では、まったく承服できるものではありません。

〝安全性〟を立証すると主張されるなら、原資料の提示をお願いしたい。

専門家とともに、その是非を徹底的に究明したいと考えています。

（２）ＭＳＧによる東南アジアでの野犬捕獲について

「乳児用粉ミルクを考える会」代表の丸尾俊介氏のもとに来たフィリピン在住の友人から来た手紙に、以下のように詳細に記述されています。(省略、本書64ページ参照)

丸尾氏自身も、一九八三年三月にフィリピン現地で、同様の証言を得ており、私の知人、インドネシアNGO代表のウジャナルカ氏からも直接「インドネシアでも、同じ方法で、野犬を摑まえている」と証言を得た。

日本のネグロスキャンペーンの秋山直兄氏も「フィリピン各地で、同様の野犬捕獲が行われている、という証言を得た」と断言する。さらに「奥地で何年も滞在してきた同メンバー小林氏も、同じ野犬捕獲が各地で行われている」と明言している。

さらに、秋山氏は、日本国内に滞在中のフィリピン人に確認。やはり、同様の野犬捕獲が現地で行われていると、証言したという。

さらに『週刊朝日』も取材で同様の野犬捕獲が行われている、と現地のコメントを得ている。

現地からの手紙、多様な人々の証言、メディア取材、さらにインドネシア人まで、全く異なる多方面から、〝味の素〟野犬捕獲を証言している。

貴社は、これらをすべてデッチアゲと断定するのか。

ならば、それは、まさに非現実、異論の極み以外のなにものでもない。

(3) 〝味の素〟混入で、酔客が前後不覚になる事実について

故・郡司篤孝氏が次のように記述している。

「……埼玉県の読者から一通の手紙を受けとった。熊谷市の映画館に勤める二一才の青年で『去年まで私は非行少年であった。(中略)シンナー遊びもご他聞にもれなかったが、〝コカコーラに味の素を入れる遊び〟にもっとも熱中した。いうに言われぬ恍惚状態というか、陶酔の境に入ってしまう。(中略)それは、たちまち非行少年の間に流行した』」

さらに郡司氏は、「夜、コカコーラの中に味の素を入れて飲み、ふらふらして目がどろっと完全に酔っ払い状態で歩く」非行少年の姿も記録している。

これは西日本の某県の衛生課長の目撃証言だ。

また文芸春秋社の若い記者が、「キャバレーかバーのボーイに一〇〇〇円握らせ、女に〝味の素〟入りコーラを飲ませ、恍惚状態にしてナンパする」と語ったことも記録している。(『〝味の素〟を診断する』ビジネス社)

……コーラに味の素で、これだけ酩酊、恍惚〝効果〟があるのである。

アルコールなら、こんなものではすまない。

一九七二年一二月一三日、東京、阿佐ヶ谷のあるバーに入った二人客は、六人のホステスに囲まれ、ビールを勧められるままに飲むうちに吐き気と眠気で、昏睡してしまった。ホステスが、共謀してビールに化学調味料を密かに多量に混入。意識不明にしてポケットの財布から紙幣を盗んだのだ。六人は、警察に強盗罪で逮捕された、という事件である。

(『毎日新聞』一九七二年一二月一四日)

(4)〝ほんだし〟はニセだしである、という事実

「だし(出し)」とは「だしじる(出汁)」の略。「だしじる(出汁)」は、鰹節・昆布・椎茸などを醤油とともに煮出した汁。「にだし(煮出)」は煮出汁の略で、削った鰹節や昆布などを湯で煮出した汁のこと、である」(『広辞苑』)
……この定義からしても、〝ほんだし〟はニセモノの〝だし〟であることは、一目瞭然です。
鰹節業者の証言で、鰹節製造の工程で、鰹を煮熟したあとの廃液は「畑の肥料にしていた」「川に捨てていたが、富栄養で汚染源になる」「排液処理のとき処理費を取られていた」「昔は廃液を食料に使うことはなかった」「いまは回収業者がもって行ってくれ、助か

る」「廃液を回収して（風味調味料などの）風味付けに使っていることは、業界の常識」「荒節を整形した削り屑まで業者は回収して持って行く」などの事実を確認している。

日本の風味調味料の生産量の過半数を占める貴社が、これら全国の鰹節業者から回収した廃液（煮汁）を一切使わず、自社工場のみの鰹煮汁を使用している等ということは到底信じられません。

ならば、貴社は自社製の膨大な鰹節製造工場を所有していることになります。

なら、味の素社の〝鰹節製造工場〟の所在地、生産量、および味の素社製の鰹節流通先をお示し願いたい。


――以上――

船瀬俊介

――その後、以上の私の「反論」と「要求」に味の素社は、まともに反論、回答することもできず、同社からの抗議は途絶えた。

味の素にも、愛をこめて……
――ナチュラルな食文化を、育ててください

自然な生き方に目覚める

わたしは地球の人類を愛しています。

同じように日本を愛し、一人ひとりの方に慈しみを感じています。

だから、日本最大の食品メーカーである味の素社にお願いしたいのです。

わたしたちの命は、日々、食べたもので育まれます。

自然な食べ物には、天の恵みがあります。自然なものをいただけば、自然な命を培うことができるのです。

医聖ヒポクラテスの「箴言《しんげん》」をもういちど、思い起こしましょう。


――「自然」に、近づけば「病気」から遠のく

「自然」から遠のけば「病気」に近づく――

世界で、この真理に目覚めた人が、増えています。

わたしたちの人生は、日々、食べたもので決まるのです。

ジャンクフードを食べ続ければ、人生もジャンキーになってしまいます。

体も心のゴミのように汚され、弱った人生は、悲しすぎます。

世界で自然な「食」を求めるひとたちが、急速に増えています。

オーガニック（有機農業）栽培された食品が、広く市場にも出回るようになっています。

世界の国々も、変わり始めました。

あの中国ですら、「将来は有機農業大国をめざす」――と宣言しているのです。

農薬や化学肥料を使わない自然な食物が、これからはあたりまえになっていくでしょう。

さらに「動物食」から「植物食」にシフトするひとも、増えています。

歯並び、腸の長さ、唾液のpH……。

どれをとっても、人間はそもそも「菜食」動物なのですね。

わたしは「少食」「菜食」「長息」「筋トレ」「笑い」を五つのセルフ・ヒーリングとして、広く呼びかけています。

ＭＳＧから本物の食品へ！

だから、日本最大の食品メーカーである味の素社にも、心から呼びかけたいのです。

「自然な」「本物の」食品を、世界に広めてください。

「アミノ酸」ではない「グルタミン酸ナトリウム（ＭＳＧ）」を、〝アミノ酸〟と偽るのはもうやめてください。

消費者をだます「アミノ酸等」という原材料表示をやめてください。

オリンピック・アスリートたちに「勝ち飯」といって神経毒ＭＳＧ入りの食事を〝強制〟するのは、やめてください。


わたしは思うのです。

もう、御社にとっても、ＭＳＧから〝卒業〟するときではないでしょうか？

すでに、街には、「昆布」「しいたけ」「かつおぶし」「煮干し」など、〝だしの四天王〟を粉末にした天然だしが出回っています。

もはや、化学調味料（ＭＳＧ）の出番は、終わったのです。

御社の資金力、人材力からすれば、これら自然な調味料を全世界に普及させることも、たやすいはずです。

そうすれば、世界の人々は、和食の真の「うま味」に目覚めることでしょう。

そのときこそ、御社は、真の『味の素』社になれると信じています。

そのときこそ、御社は、人々が、笑顔と信頼で支える会社に、生まれ変わっていることでしょう……。

船瀬俊介

船瀬俊介　ふなせ しゅんすけ
1950年、福岡県田川郡添田町生まれ。九州大学理学部中退。早稲田大学第一文学部・社会学科卒業。学生時代から消費者・環境問題に関心を抱く。日本消費者連盟に出版・編集スタッフとして参加。『あぶない化粧品』シリーズなどを執筆する。1986年、独立。以来、「医」「食」「住」問題を中心に、執筆、評論、講演活動を続けている。
主な著書に、『買ってはいけない』（共著、金曜日）、『抗ガン剤で殺される』『笑いの免疫学』『病院に行かずに「治す」ガン療法』『アメリカ食は早死にする』『原発マフィア』（花伝社）、『クスリは飲んではいけない⁉』『「長生き」したければ、食べてはいけない⁉』（徳間書店）、『風景再生論』『漆喰復活』『THE GREEN TECHNOLOGY』『日本の家はなぜ25年しかもたないのか？』（彩流社）、『悪魔の新・農薬「ネオニコチノイド」』（三五館）、『巨大地震が原発を襲う』（地湧社）、『わが身に危険が迫ってもこれだけは伝えたい日本の真相！』（成甲書房）、『これが［人殺し医療サギ］の実態だ！』『ワンワールド支配者の仕掛け罠はこう覆せ！』『これだ！《里山資本主義》で生き抜こう！』（以上共著、ヒカルランド）、『巨大地震だ、津波だ、逃げろ！』（ヒカルランド）など多数。

味の素の罪

第一刷　2020年4月30日

著者　船瀬俊介

発行人　石井健資
発行所　株式会社ヒカルランド
〒162-0821　東京都新宿区津久戸町3-11　TH1ビル6F
電話　03-6265-0852　ファックス　03-6265-0853
http://www.hikaruland.co.jp　info@hikaruland.co.jp
振替　00180-8-496587
本文・カバー・製本　中央精版印刷株式会社
DTP　株式会社キャップス
編集担当　TakeCO

ISBN978-4-86471-871-4

みらくるヒーリングマシンが勢ぞろい!
今日も元気!
神楽坂ヒカルランドみらくる
からのお知らせ!

ミトコンドリアが活性化！
生命エネルギーが３倍に!?
プラズマパルサー

私たちが生きるのに使っている生命エネルギーは、ミトコンドリアが生み出す ATP。
この ATP を３倍に増やすのと同じ現象を起こすのが、天才・田丸滋先生が開発した「プラズマパルサー」です！

早くからプラズマに携わり、液晶や排気ガス装置などを作り上げ、特許を110も出願した天才・田丸滋氏が、世界を救う技術を集結させて開発したプラズマパルサー。細胞内の生命エネルギーが増え、持続力が増し、疲れにくく、元気になります！

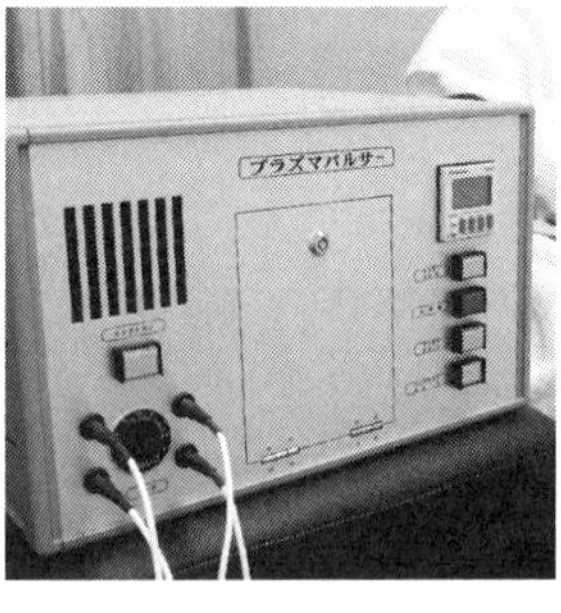

プラズマセラピー
（プラズマウォーターつき）
30分／12,500円

本といっしょに楽しむ ハピハピ♥ Goods&Life ヒカルランド

過酷な環境でたくましく自生する「羅布麻《らふま》」から力をもらい セロトニン補給をして気分スッキリ！　快眠グッスリ！

〝ストレス社会〟という言葉が当たり前の現代日本。ストレスとは、通勤電車、嫌な仕事や面倒な人間関係などの、外から来るプレッシャーに対して、押し返そうとする力のことだそうです。対抗しようとして体内で作られるノルアドレナリンと、それを抑制するセロトニンのバランスが崩れると、人の生体リズムや睡眠にも影響が。セロトニンは、日没の頃に「メラトニン」という生体リズムを整えるホルモンに変換され、夜にはきちんと睡眠に入る仕組みになっています。このタイミングで「アンチストレス」を加えることで、より自然に入眠する後押しとなるでしょう。その他、疲れがとれない、気分の上下が激しい、生理前にイライラするといった方にも、リラックスを感じていただけるでしょう。体内エネルギーの産出に欠かせない、コエンザイムQ10の吸収率にこだわって作られた「真斗利来素100」もおすすめです。

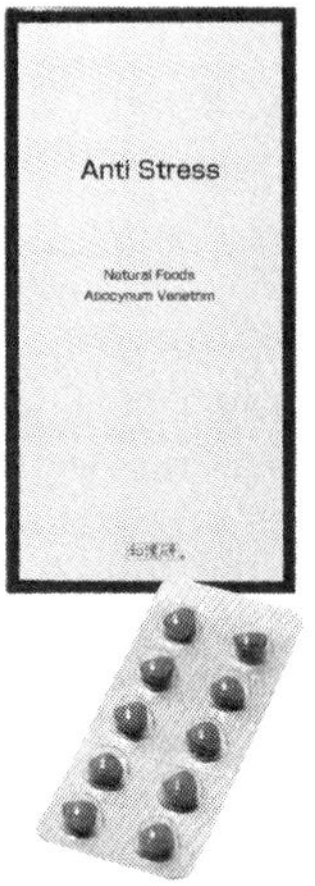

Anti Stress
（アンチストレス）
［販売価格］
3,240円（税込）

●内容量：約7.5g（約250mg×30粒）●原材料名：デキストリン（タピオカデンプン）、ラフマエキス（紅麻＝キョウチクトウ科）、甘草エキス、イチョウ葉エキス、ビール酵母、結晶セルロース、ショ糖脂肪酸エステル、シェラック　●規格成分及び含有量：一粒中ラフマエキス・35mg　●原料原産国：中国（厚生労働省の農薬基準をクリアした安全な原料を使用）　●加工国：日本
※1日1～2粒（気になる方は夕・夜2粒ずつ、1日最大6粒）を目安に、水またはお湯でお召し上がりください。

疲れが気になるなら、
合わせて摂りたい！

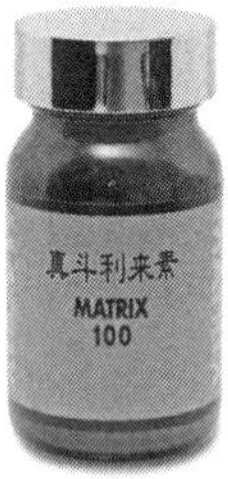

真斗利来素100
（マトリクス100）
［販売価格］
10,584円（税込）

●内容量：15.7g（525mg×30粒）●原材料名：落花生油、コエンザイムQ10、ミツロウ〈被包剤〉、ゼラチン、グリセリン、カラメル色素　●規格成分および含有量：1粒中コエンザイムQ10・100mg
※1日1～2粒（気になる方は朝7粒）を目安に、水またはお湯でお召し上がりください。

こんな方におすすめ！

アンチストレス
- ○寝付きにくい
- ○眠りが浅い
- ○落ち込みやすい
- ○イライラしやすい

マトリクス
- ○疲れやすい
- ○慢性疲労ぎみ
- ○身体に痛みがある

【お問い合わせ先】ヒカルランドパーク

＊ご案内の価格、その他情報は発行日時点のものとなります。

ヒカルランド　好評既刊！

地上の星☆ヒカルランド　銀河より届く愛と叡智の宅配便

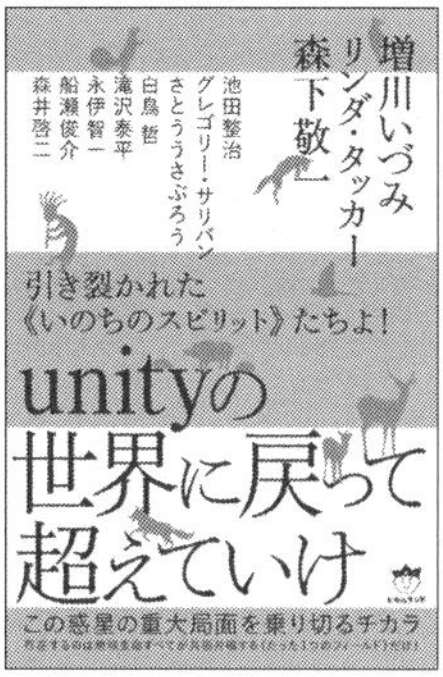

unityの世界に戻って超えていけ
著者：増川いづみ／リンダ・タッカー／森下敬一／池田整治／グレゴリー・サリバン／さとううさぶろう／白鳥 哲／滝沢泰平／永伊智一／船瀬俊介／森井啓二
四六ソフト　本体2,500円+税

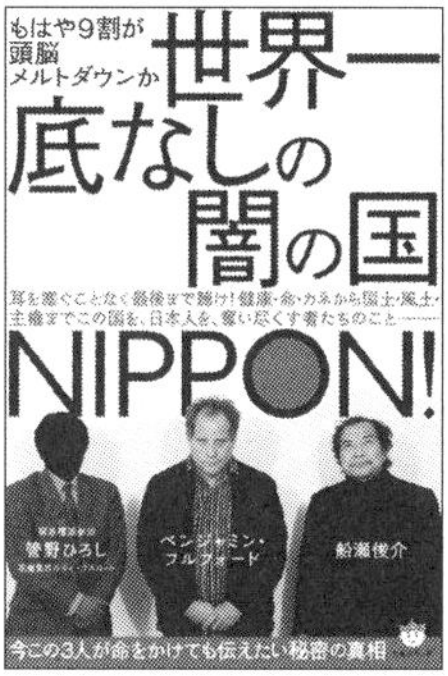

世界一底なしの闇の国NIPPON!
著者：船瀬俊介／ベンジャミン・フルフォード／管野ひろし
四六ハード　本体1,843円+税

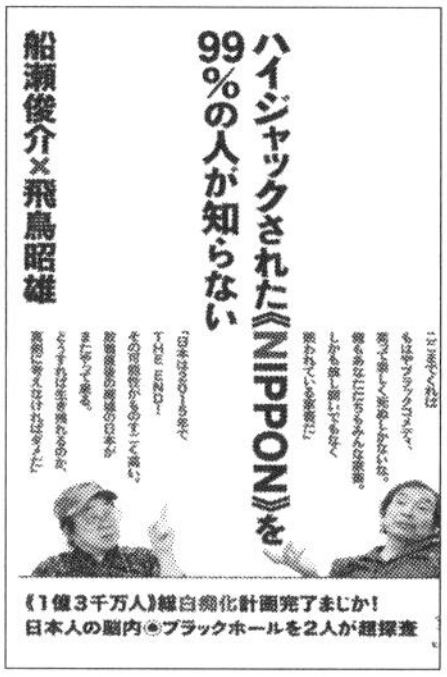

ハイジャックされた《NIPPON》を99%の人が知らない
著者：船瀬俊介／飛鳥昭雄
四六ソフト　本体1,556円+税

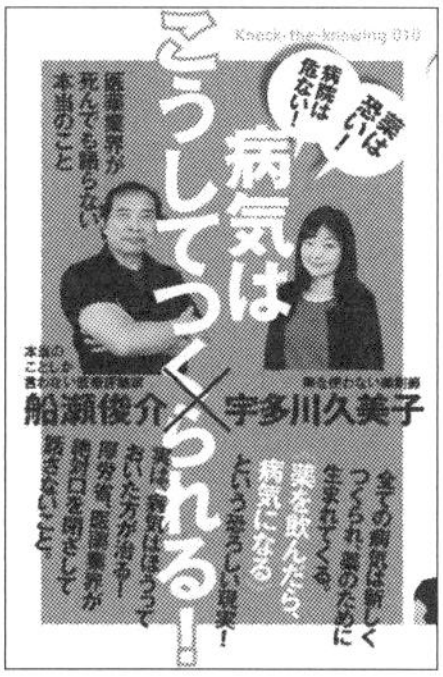

病気はこうしてつくられる！
著者：宇多川久美子／船瀬俊介
四六変型ソフト　本体1,380円+税

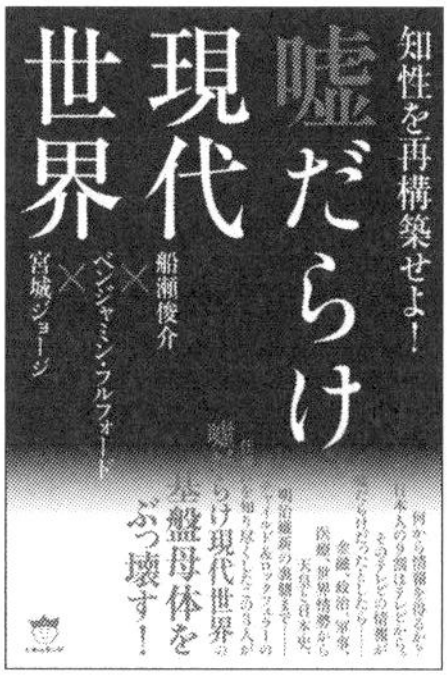

嘘だらけ現代世界
著者：船瀬俊介／ベンジャミン・フルフォード／宮城ジョージ
四六ソフト　本体1,750円+税

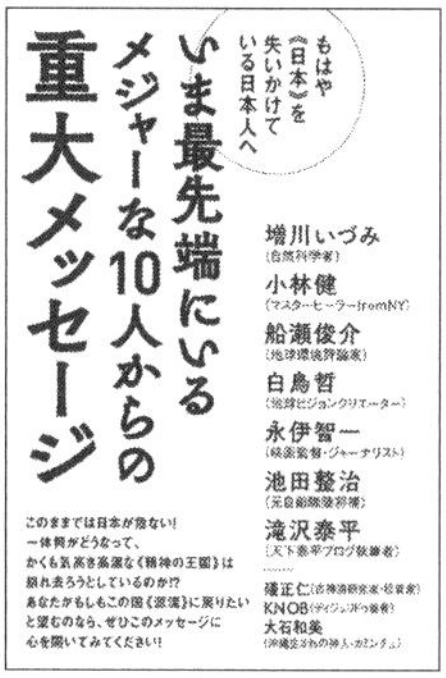

いま最先端にいるメジャーな10人からの重大メッセージ
著者：増川いづみ／小林健／船瀬俊介／白鳥哲／永伊智一／池田整治／滝沢泰平／礒正仁／KNOB／大石和美
四六ソフト　本体1,759円+税